한약 암 치료

한약 암癌 치료
과학적 근거를 기반하다

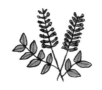

카나자와의과대학 종양내과학 주임교수

모토오 요시하루 지음

고성규 고호연 박소정 사사키유이 유화승 전찬용 옮김

청홍

　암의료 환경이 최근 몇 년간, 크게 변화된 것을 많은 사람들이 느낄 것입니다. 그것은 의료종사자, 환자, 가족 간의 커뮤니케이션, 유전자 진단에 따른 치료 선택, 약물요법과 그에 따른 부작용 초기 발견과 대책, 암 생존자의 지역연계 등 많은 측면에서 발전하였습니다.

　그중 암 약물요법에서는 2018년에 노벨의학생리학상을 수상한 혼조 다스쿠 선생의 면역관문억제제(immune checkpoint inhibitor)를 주목해야 합니다. 면역관문억제제는 암을 완전히 치료할 정도로 획기적인 유효성이 확인되지만, 한편으로 위독한 면역 관련 증상이 확인되기에 사용에 있어서 여러 진료과 및 직종 간 협력이 필수입니다. 또 기존 세포장애성 항암제나 21세기에 많이 개발된 분자표적약을 여러 가지로 조합한 요법도 고안되어, 임상시험을 통해 효과를 검증하고 있습니다.

　이렇듯 실제 임상에서 효과가 최대한 발휘되며, 안전하게 쓰이는데, 보조요법을 빼놓고 말할 수 없습니다.

　이 책은 한방을 사용한 암 보조요법(cancer supportive care)을 행하기 위한 사고방식이나 방법을 정리한 서적입니다. 예전에는 한의학을 "근거 기반이 없는 영역"이란 선입견을 가진 의료종사자가 많았는데, 2001년에 도입한 한의학 교육이 보급됨에 따라, 학생 시절부터 한약에 접하는 젊은 의사가 많아지면서, 한약을 모르는 선배 의사층과의 역전 현상이 일어나고 있습니다. 또는 이 10년간에 의료용 한약제제에 관한 근거도 쌓이고 있습니다.

미래 한의학을 전혀 모르고 의료에 종사하는 것은 곤란한 일이 될 수도 있습니다. 암치료, 특히 혼합 병태인 약물요법 부작용에는 다성분계(多成分系)인 한약에 따른 전인적(全人的)인 진단, 예방 및 치료를 제안할 수 있습니다. 이 책은 약물요법에 더해, 수술 후 체력 저하나 림프부종 등 외과적 치료에 따른 증상이나 암성통증, 암 악액질(惡液質) 등 완화 관리도 다루고 있습니다. 바로 "표준 치료를 완수하기 위한 한약"이 이 책의 주제입니다.

이 책은 암의료에 종사하는 많은 의사, 간호사, 약사를 비롯해, 다양한 직종 분들에게도 어렵지 않은 내용으로 되어 있습니다. 앞으로 암환자에게 한약을 사용하려고 생각하는 의사에게 '영어 논문 중심 근거 소개나 다양한 사용 가이드라인이 되지 않을까'합니다. 또 간호사 및 약사들에게는 의사에게 처방 제안이나 의사의 처방 이해 등에 도움이 될 것이라 생각합니다.

이 책은 3장으로 구성되어 있어, 앞으로 한약을 암 보조요법으로 응용하려는 사람은 제1장 "암 보조요법과 한약"을 읽어 보면 됩니다. 제2장 "암 보조요법에서 사용되는 한약제제"는 참조로 보면 됩니다. 한약처방이 궁금하다면, 암 보조요법에 사용되는 방제를 엄선하였으니, 보기 바랍니다. 그리고 제3장 "증례로 본 암 보조요법"입니다.

제3장, 이 책에서 가장 중요한 장이므로 독자들 관심이 많지 않을까 합니다. 증상별로 대표적인 한약제제나 근거, 증례 제시, 관리 요점 등을

기재했지만, 증상에 따라서는 아직 미개척 영역이 많아서 독자들께서 의견을 주면 감사하겠습니다.

"책을 읽지 않고 환자를 보지 않은 사람은 해도(海圖) 없이 바다를 항해하는 것과 같으며, 책만 읽고 환자를 보지 않는 사람은 바다로 나가지 않는 것과 마찬가지다"라는 윌리엄 오슬러(William Osler) 박사 명언이 있는데, 독자 여러분들도 이 책을 기회로 "한의학의 바다"로 저어 나가면 어떨까 합니다. 마지막으로 이 책 기획 및 편집에 힘을 써 주신 남산당 편집부 마츠무라 미도리 씨에 진심으로 감사의 뜻을 전합니다.

모토오 요시하루

　어릴 때 아이들이 자꾸 논쟁하는 것 중의 하나가 "사자와 호랑이의 싸움에서 누가 이길까?"일 것입니다. '그때그때 다르다'가 정답일 것입니다. 덩치가 더 크고, 힘세고, 싸움을 잘하는 동물이 이기지, 반드시 어떤 특정 종인 '사자가 이긴다' '호랑이가 이긴다'고 할 수 없을 것입니다. 그런데 가장 힘센 경우는 어떤 경우일까요? 바로 사자와 호랑이가 힘을 합하는 것입니다.

　진료 중에 많이 듣는 질문 중의 하나가 암을 치료할 때 "한방병원이 좋아요?" "양방병원이 좋아요?"입니다. 한의학과 양의학은 서로 싸우고 대립하는 학문이 아닙니다. 환자를 위해 학문의 부족한 점을 겸허히 받아들이고, 서로 부족한 점을 보완해 주고, 좋은 점은 서로 키워 상승효과를 가지게 해야 할 것입니다. 즉 암환자에 대해 전인적인 관점을 가지고 '한의학-양의학'이 협력하여 치료하는 것이라고 하겠습니다.

　한약에 대해 좋지 않은 오해와 소문이 우리 주변에 많습니다. "한약은 간에 안 좋다" "코로나(COVID-19) 환자에게 한약 먹지마라" "한약은 중금속이 많아 위험하다" 등이 대표적입니다. (실제 많은 연구 결과들이 한약을 먹으면 오히려 간이 좋아지고, 중국은 중의학으로 코로나 환자들을 관리하여 더욱 좋아졌고, 한약재는 GMP 시설에서 철저한 품질 관리를 통해 유통되므로 매일 먹는 쌀과 김치보다 중금속 문제에서 자유롭습니다.)

한의학은 또는 한약은
사라져야할 전통일까요?

그런데 일본의 상황을 보면 전혀 그렇지 않습니다. 일본은 한의사 제도가 없기 때문에 오직 의사만이 의료용 한약을 사용할 수 있습니다. (물론 약국에서는 일반의약품인 한약을 판매하기는 합니다.) 일본은 2001년부터 모든 의과대학에서 한의학 관련 교육을 실시하고 있으며, 현재 일본 전체 의사의 83%가 한약을 처방하고 있습니다.

우리나라 의사는 한약 복용을 그렇게 반대하는데, 일본 의사는 왜 그렇게 한약을 사용할까요? 과연 우리나라 의사는 한약을 사용하지 않나요? 우리 생활 속에서 우황청심원, 쌍화탕, 활명수 등을 포함하여 '살사라진-정', 천연물신약이라고 하는 '스티렌' '조인스' '모티리톤' '신바로' 이런 약들은 한약이 아니라고 할 수 있을까요? 사람의 몸은 하나인데, 일본은 통합의료의 길로 가고 있으며, 우리나라는 현재 이원화가 고착되고 있습니다. 국민 보건의료를 위해 한의계 양의계가 서로 힘을 합해 계획을 가지고 의료 통합을 위해 노력해야 할 것입니다.

이 책의 저자인 모토오 요시하루 교수님은 현재 일본 내과학회와 임상종양학회 암 약물요법 전문의와 지도의사이면서, 일본동양의학회, 국제동양의학회 회장 등을 역임하였습니다. 즉 한의학과 양의학을 모두 경험하고 활용하며 치료하는 의사입니다.

　이런 경험을 바탕으로 우리나라 한의계와 10년 넘게 학문적 교류를 하고 있습니다. 모토우 교수가 이 책을 쓴 이유는 한의학과 양의학의 협력을 통해 암환자에게 최선의 치료를 하기 위해서입니다. 이 책을 통하여, 한의학과 양의학 간의 협력과 이해를 또한 암환자를 위한 최선의 치료를 제공하기 위한 한의학과 양의학 간의 교류가 되기를 더 나아가서는 우리나라와 일본의 학문적 교류가 활발화 되는 계기가 되었으면 합니다.

대표역자 **고성규**

차례

암 보조요법과
한약

제1장에서는 한약을 사용한 암 보조요법(supportive care)을 시행하는데, 필요한 기초지식을 설명합니다. 먼저 암 보조요법이란 무엇인지, 한의학이란 무엇인지를 이해하며, 또 이 책에 주제인 한약을 사용한 암 보조요법에 대해 전반적으로 정리하였습니다. 앞으로 한약을 사용한 암 보조요법을 시작해 보고 싶은 사람들은 먼저 이 1장부터 읽어 보기 바랍니다.

1 암 보조요법의 기초지식

---

1. 암 보조요법이란?

● 암 보조요법 정의

암치료, 특히 항암제 치료에서는 대부분 부작용이 생깁니다. 그러나 치료를 위해서는 몸에 큰 부담을 주더라도 암세포를 공격해야 합니다. 환자들은 이런 부작용으로 시달리기 때문에 "항암제 치료는 힘들다"라는 인상을 갖게 됩니다.

미국국립암연구소(National Cancer Institute, NCI)에서는 암 보조요법(癌 supportive care) (영어로 "Supportive Care in Cancer"라고 표기되며, 이런 이름을 가진 의학저널도 있습니다.)을 다음과 같이 정의하고 있습니다.

"암환자가 치료를 받을 때 발생하는 여러 가지 부작용을 줄여주고, 또한 심신적(心身的), 사회적, 정신적 문제에 조기 대응하여, 각 치료가 그 효과를 최대한 발휘할 수 있도록 하는 모든 의료행위를 가르킨다."

또한 일본어로는 supportive care를 "지지요법(支持療法)"으로 많이들 번역되지만 일본 보조요법(supportive care)학회 Tamura Kazuo(田村和夫) 이사장(2019년 현재)은 더 넓은 활동을 포함하는 "지지의료(支持医

療)"로 표현하는 것이 올바르다고 강조합니다.

(국내에서는 '보조요법'으로 번역됩니다.)

●암치료에 따른 증상을 감소 및 예방

즉 **암 보조요법이란, 암 그 자체에 대한 직접적 치료가 아니라, 치료에 따른 부작용을 감소 및 예방 등의 관리를 말합니다.** 항암제 치료에 따른 호중구감소에 대한 약물사용부터 환자 마음의 관리까지 포함됩니다. 이것은 손상 받은 부위에 보호대를 착용하여 관리하면, 쉽게 움직일 수 있게 하는 것과 비슷합니다. 예전에는 항암화학요법에 있어, 환자가 가장 불안해 하는 것은 오심·구토였습니다. 그러나 최근 항구토제 발달로 오심·구토는 제어할 수 있게 되었습니다. 반면 전신권태감, 식욕부진, 손발 저림 등에 대한 보조요법 치료제 개발은 조금씩 추진되었으나, 아직까지 해결이 어려운 증상 및 과제들이 남아 있습니다.

게다가 이러한 신체적 증상 외에 우울상태나 분노, 슬픔 등의 감정, 직장의 지속문제, 가정생활의 문제, 삶의 보람 등 "전인적(全人的)" 관리가 필요합니다. **암 보조요법은 바로 전인적 접근으로 환자 및 가족을 지원하는 의료입니다.**

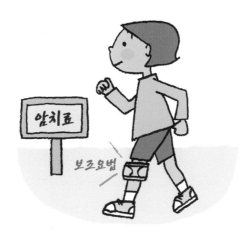

2. 암 보조요법이 왜 필요한지

● 치료를 위하여

암치료에 있어, 유효성이나 안전성의 근거가 있는 약물요법이나 수술, 방사선요법이 예정대로 실시된다면, 치료 효과가 나타날 것입니다. 이 "과학적 근거(evidence)가 있다"란 무작위대조군 임상시험 등에서 효과와 부작용이 밝혀졌다는 것을 의미합니다. 그러나 치료가 충분히 효과를 나타내기 위해서는 부작용을 잘 관리하며, 예정된 치료를 실시하는 것이 중요합니다. 그러기 위해서 보조요법이 필수입니다. 예를 들어 환자에게 효과적인 약물요법이지만, 환자가 부작용을 견딜 수가 없어, 치료를 중단하는 경우가 있습니다. 이런 상황에서 근거 있는 치료는 환자에게 효과를 주지 못하고, 고통만을 주는 치료가 됩니다. 이런 상황을 피하기 위해 보조요법이 있습니다. **암치료와 암 보조요법은 차의 양쪽 바퀴라고 볼 수 있겠습니다.** (그림1-1-1)

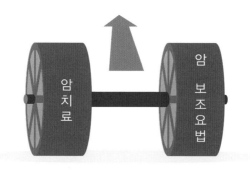

그림1-1-1 　 암치료와 암 보조요법 관계

예를 들어, 항암제 치료로 주 1회, 3주 연속 투약 후, 1주 휴약하는 1주기 요법(regimen)을 생각해 봅시다. 첫째 주 표준 용량의 약물을 투여했을 때, 둘째 주에 호중구감소나 식욕부진이 3단계(Grade3; 호중구 수가 1,000/㎣ 미만, 체중 감소를 일으키는 식욕부진)가 되어 중단한 경우, 셋째 주에 겨우 투여를 재개하였습니다. 이런 경우, 다음 주기의 첫째 주에는 투여량의 80%로 감량하여 치료합니다. 그러나 부작용이 심하여 중지나 휴약이 계속되면 결국 치료 자체를 중단하게 되어, 종양 축소 효과가 있는 치료를 받을 수 없습니다. 물론 치료를 할 수 없게 되어 종양도 커지게 됩니다. (그림1-1-2)

약물치료의 부작용은 개인 차이가 있어, 철저한 계획과 배려가 필요합니다. 그러나 **보조요법으로 부작용을 잘 관리한다면 계획된 치료를 실시할 수 있습니다.** 예를 들어 이 책의 주제인 의료용(전문용) 한약제제를 약물요법 시작과 동시에 병용하여 전신상태(performance status, PS) 저하를 억제하면서 종양 크기의 축소나 제어가 가능하게 되어, 진행성 재발암 환자는 "삶의 질(QOL)이 좋은 연명"을 하게 됩니다. (그림1-1-3)

● 환자 삶의 질(QOL)을 유지하기 위해

최근 내시경 수술이나 신체에 부담이 적은 수술이 많이 행해지고 있으며, 또 외래에서 하는 항암화학요법 발달로 항암치료를 받으면서 직장, 육아를 계속하는 사람이 증가하고 있습니다. 이런 환자는 삶의 질은 큰 문제가 됩니다. 2012년 6월 제2기 암대책추진기본계획에서 중점과제 중 하나로 "일하는 세대나 소아를 위한 암 대책"을 내세우고 있으며, "암에 걸려도 안심하고 살 수 있는 사회 구축"이라는 목표를 세우고 있습니다. 또한 개별 목표 안에는 "암환자의 취업을 포함한 사회적 문제"가 포함되어 있습니다.

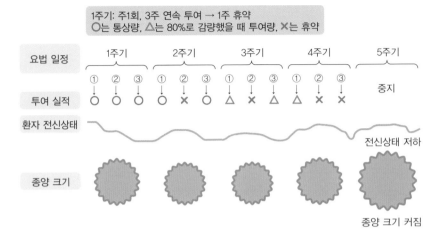

그림1-1-2　종양 경과① 부작용으로 항암화학요법을 중단했을 때

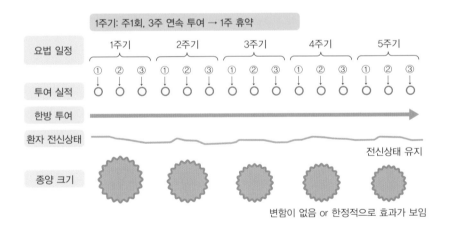

그림1-1-3　종양 경과② 한약과 병용하여 항암화학요법을 끝마쳤을 때

약물요법에 한약제제를 병용함으로 표준 약물요법을 수행하여, 환자 전신상태가 유지되고, 종양 크기가 변함이 없거나 한정적으로 효과가 보이는 가능성이 높아짐.

특히 일하고 싶어 하는 환자에게 삶의 질을 낮추는 치료는 피해야 합니다. 한편으로 치료 효과가 낮아지지 않도록 배려를 해야 합니다. 암치료가 최우선이기 때문에 의료인은 환자의 사회생활이나 직장생활의 지속을 중요하게 여기지 않을 수 있습니다. 그런데 직장을 그만둘 경우 암치료에는 적지 않은 경제적 부담이 됩니다. 휴직한다거나 혹은 직장을 그만두거나 하면 수입이 감소되거나 없어지므로, 돈이 나가기만 하고 들어오지 않습니다. 삶의 질을 좋은 상태로 유지하는 것은 환자 입장에서는 생존의 문제일 수 있습니다. 그리고 육아 중인 젊은 여성 환자는 앞으로의 가정, 자식 걱정 때문에 머리카락이 빠질 정도로 스트레스 상태일수도 있지요. 그러므로 치료 중인 어머니의 삶의 질이 좋다는 것은 가족(특이 남편이나 자식)으로서는 "마음 태양이 반짝이고 있는 것"을 의미합니다.

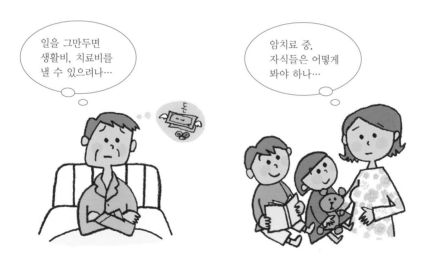

삶의 질 유지는 환자 입장에서도 사활문제!

3. 암 보조요법에서 중요한 것

● 환자 상태를 살펴본다

증상뿐만 아니라, 환자 전신을 살피는 것이 중요합니다. 되도록 환자와 접촉해 머리카락부터 손톱까지 앞면뿐만 아니라 뒷면도 관찰(진찰)하도록 합니다. 환자도 자기 자신을 잘 진찰해 주는 것을 좋아합니다. 예를 들어, 폐암 환자가 외래 항암요법 중에 복부 통증을 호소한 경우, 평소부터 흉부(호흡기)뿐만 아니라, 복부도 진찰하면 예전 소견과 비교 가능합니다. 또 진찰 중에 "아, 생각해 보니 등의 그 부분이 아플 때가 있어요" 등 문진만으로는 잘 모르는 부분이나, 환자 본인도 잘 몰랐던 증상이 생각날 때도 있습니다. 진찰을 통해서 대화가 생기며, 손에 의한 접촉(touch), 말에 의한 접촉, 마음에 접촉하게 됩니다. 그래야 의료종사자와 환자 간에 친근함이 생겨, 신뢰감 형성에 도움이 됩니다.

● 환자, 가족, 타직종 목소리에 귀를 기울이다

치료 중, 부작용이라 여기는 증상이 나타나면 환자가 스스로 경구약을 그만 먹거나, 줄여서 먹게 되어 복약 순응도에서 문제가 될 수 있습니다. 복약 순응도가 100%이면, 예상대로 효과를 기대할 수 있는데, 실제 복약 상황을 보면 하루 3번 복용해야 하는 것을 2번 혹은 1번 복용하고 남은 약을 버리게 됩니다. 또 반대로 부작용이 생겼는데 치료를 계속하고 싶어, 힘든 증상을 의료인에게 숨기는 환자도 있습니다.

환자 속마음은 가족이 알 것이고, 그런 정보를 아는 기회가 많은 것은 환자 또는 가족과 긴 시간을 함께하는 간호사가 아닐까 합니다. **환자, 가족, 타직종 목소리에 적극적으로 귀를 기울이며, 정신적 혹은 더 수준이 높은 인생관 및 가치관을 배려할 수 있는 의료인이 되기를 바랍니다.**

4. 암 보조요법에서 많은 직종과 연계

● 왜 많은 직종과 연계 협력이 중요한지

암 보조요법 키워드 중 하나는 "다(多)직종연계협력"입니다. 암 보조요법에 있어, 왜 많은 직종 간의 협력이 필요할까요? 예를 들어, **환자만 느끼는 자각 증상이나 자세한 감정 기복 및 고민은 간호사가 알며, 약제에 관한 구체적인 조언은 약사가 알며, 지역의 이용 가능한 시설 정보제공 등은 의료사회복지사(medical social worker, MSW)가 알기 때문에 전인적 진료를 위해 직종 간에 연계 협력을 해야 여러 분야에 대해 대처할 수 있습니다.**

● 항암보조요법팀(CST)과 암보조요법 외래 활동

저자가 근무하는 카나자와의과대학(Kanazawa Medical University)병원에서는 항암보조요법팀(chemotherapy support team, CST, 저자가 이름 지음)을 2013년 2월에 결성하였습니다. (그림1-1-4) 팀의 비전은 "항암

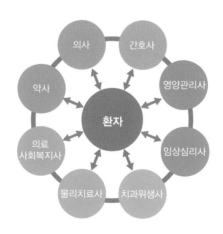

그림1-1-4 **카나자와의과대학병원 항암보조요법팀에 참여하는 직종**

각 직종이 팀 내에서 자기 역할을 맡아, 회의를 통해서 정보 공유, 공통 목표를 가지며, 협조하게 됨.

요법 받을 환자를 전인적(全人的) 및 다(多)학문적으로 지원하는 다(多)직종협력형(型)팀"입니다. 의사(종양내과의), 간호사(암간호 전문간호사, 항암화학요법 전문간호사), 약사(암전문약사)에 더해, 물리치료사나 의료사회복지사, 요양사, 임상심리사 등 여러 직종으로 구성되어 있으며, 간호사가 팀리더가 되어 환자 목소리를 팀원 간에 공유하고 있습니다.

항암보조요법팀에서는 매일 아침 짧은 회의 외, 팀리더 간호사가 문제가 있는 환자의 외래담당의사 등과 연락해, 일정이 맞는 날에 항암보조요법팀 회의를 개최하고 문제해결을 위해 각각 입장에서 의견을 교류하는 등의 활동을 하고 있습니다. 회의에서 논의가 되는 문제는 신체적 문제(구내염, 피부, 손톱병변, 식욕부진, 말초신경장애 등)나 심리적 문제(우울상태나 치료 계속 망설임), 지역협력(자택 근처 의원과의 협조 등), 가족의 지지 등 다양한 영역입니다. 그 외 원내 완화의료팀이나 영양관리팀에도 협조하여 활동하고 있습니다.

또한 의사는 치료 일정 결정이나 실제 처치 등을 하는데, 카나자와의과대학병원 다(多)학문적 암치료센터(종양내과)에서는 외래 항암화학요법실에 암 보조요법 외래과를 함께 설치하고 있습니다. 암 보조요법 외래에서는 항암화학요법팀과 협력하여, 항암요법 치료를 받은 많은 환자들의 고민과 해결 방안을 함께 생각합니다. (그림1-1-5) 외래 항암화학요법실에서는 다양한 진료를 받는 환자들이나 가족들이 모이기 때문에 상주하는 종양내과의는 여러 진료과를 대응해야 합니다.

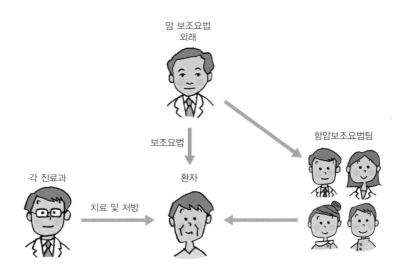

그림1-1-5 **카나자와의과대학병원의 항암보조요법 흐름**

●활동을 시작하는 포인트

독자 여러분들 중에서 항암요법에 종사하는 팀 구성원으로 활동하고 싶다고 생각하는 사람도 있을 겁니다. 예를 들어, 먼저 병동에서는 **보조요법을 행하는 의사에게 적극적으로 대진을 의뢰하거나 팀간호사 등에 연락하는 것부터 시작해 봅시다.** 그러나 평소 외래 진료시간에는 충분한 의견교환을 할 수 없다면, 우선 저녁에 의료팀 내에서 회의를 하는 것 등을 시도해 보는 것도 좋습니다.

그러한 팀이나 암 보조요법 외래과 등이 없는 시설에서는 **먼저 원외에서 협조가 가능한 의사, 병원을 찾는 것이 중요합니다.** 원내에서는 먼저 협조 가능한 멤버가 모여, 회의를 시작하는 것도 좋습니다. 회의에서 구체적인 환자를 논의하는 것이 팀 멤버의 동기부여가 됩니다.

5. 일본 암보조요법학회

● 일본 암보조요법학회 설립의 목적

지금까지 기술한 암보조요법(癌 supportive care)의 학술적 발전을 추진하는 단체로써 **2015년 일본 암보조요법학회(JASCC)가 설립되었습니다.** 암보조요법학회에서는 그 설립 목적이 "암환자에게 필요한 보조요법에 대해 학술적 활동을 행하는 단체로 여러 직종이 참여하는 팀의료를 기반으로 암치료를 안전하고 효과적으로 실시하기 위한 보조요법을 발전시켜, 학제적(學際的) 및 학술적 연구를 추진하여, 그 실천과 교육활동을 국민복지에 기여하는 것을 목적으로 한다"라고 되어 있습니다.

● 일본 암보조요법학회에서 다루는 영역

일본 암보조요법학회에서는 여러 분과가 있어, 암 보조요법의 다양한 영역을 담당하고 있습니다. (표1-1-1) 예를 들어 전신권태감이나 피로는 악액질(Cachexia) 분과, 식욕부진은 CINV 분과에서 주로 다루고 있습니다. 분과 내에서는 독립성이 높은 분과도 있으며, 기타 분과와 관련하는 것도 있는 등 다양합니다. 특히 저자가 부회장을 맡고 있는 한방분과는 대부분과의 분과와 관계를 가지며 활동하고 있습니다. (그림1-1-6)

표1-1-1 일본 암보조요법학회 17가지 분과

- Cachexia 분과(암 악액질)
- CINV 분과(약물요법으로 인한 오심, 구토)
- FN 분과(발열성호중구감소증)
- Oncology emergency 분과 (종양긴급증)
- 통증 분과
- 환자, 의료직 분과
- 한방 분과
- 암재활 분과
- 고령자 암치료 분과

- 골전이와 뼈 건강 분과
- Psycho-Oncology 분과(정신종양학)
- Survivor-SHIP / 환자회, 유족가족지원 분과
- 신경장애 분과
- 임신 가능성 분과
- 점막염 분과
- 피부장애 분과
- 림프부종 분과

괄호 내 저자 설명
CINV: chemotherapy-induced nausea and vomiting
FN:febrile neutropenia

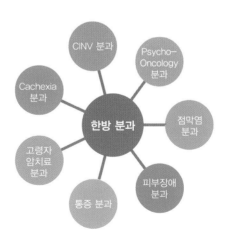

그림1-1-6 각 분과와 한방 분과와의 관련

2 한방의 기초지식

1. 한방이란

● 한방(漢方)은 일본의 전통의학

독자 여러분들은 "한방(漢方)은 중국의학"이라고 생각하는 사람도 많지 않을까 합니다. 한방(漢方)은 고대 중국에서 기원한 의학이 맞습니다. 일본에는 6세기까지 불교 등 대륙문화와 같이 한반도를 경유하여 전래되었다고 하며, 7세기경에는 중국에서 넘어온 견수사(遣隋使) 및 견당사(遣唐使)로부터 직접 전래되기 시작했습니다. 이후에는 원래 일본에 있던 고유 전통의학으로 특히 에도(江戸)시대에 독자적으로 발달하였습니다. (그림1-2-1)

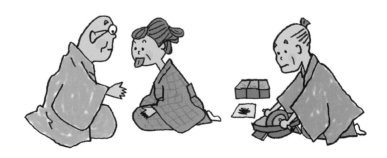

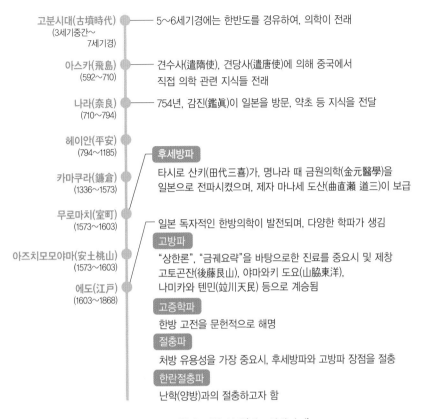

그림1-2-1 **한방 의학 역사(에도시대까지)**

일본 외, 중국에서는 중의학, 한국에서는 한의학(韓醫學)으로 각각 발전하였음.

이때, 네덜란드(和蘭, 和蘭陀 등으로 표기)에서 전해온 의학을 "난방(蘭方)"이라 부르는 것에 대응하여 "한방(漢方)"이라 부르게 되었습니다. "한(漢)"은 중국을 의미하며, "방(方)"은 방법 및 법이라는 의미입니다. 또 중국 한(漢)나라에 쓰여진 고전 의학서인 "상한론(傷寒論)"을 바탕으로 한다는 의미도 있습니다. 중국에는 1990년대까지 "한방(漢方)"이라는 말이 없었다고 합니다. 그러므로 **한방(漢方)은 긴 역사를 가진 일본의 전통의학이라 볼 수 있습니다.** 간혹 신문 등에서 "중국의 한의약"이라는 표현이 있는데, 이는 적절하지 않습니다. 한방(漢方)은 영어로 "캄포(Kampo)"라고 표기하며, 2000년부터 미국의학도서관(National Library of Medicine, NLM)이 운영하는 PubMed의 용어 MeSH(Medical Subject Headings) 에도 공식적으로 추가되었습니다.

● 한방은 한약 외 침구도 포함됨

"한방"이라고 하면 한약을 떠올리는 사람이 많을 텐데, **실은 침구(鍼灸) 도 한방에 포함됩니다.** 그리고 일본 침구는 독자적 진화를 가진 세계에 자랑할 만한 수준입니다. 서양에서 보완 대체의료의 대표는 침 치료로, 의사가 시행합니다. 일본에서는 침구사라는 직종이 있습니다만, 서양에서는 직종이 없으므로 의사가 치료 수단의 하나로 사용합니다. **원래는 일본 의사면허도 침구를 다룰 수 있지만, 실제 침구 치료하는 의사는 많지 않습니다**(그러기에는 시간적, 경제적 이유가 있습니다). 일본 침은 미세하며, 침 치료 시 통증은 거의 없으며, 일회용이기 때문에 감염 위험도 없습니다. 또 일부 질환에서는 침구가 보험적용이 됩니다(의사가 진단서를 작성하는 경우도 있습니다).

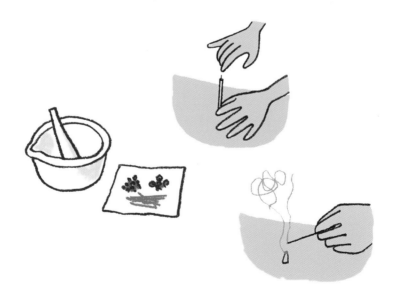

2. 한방 인체개념

먼저 한방의 기본적인 사고방식을 설명하고자 합니다. 지금까지 배워온 현대의학 지식을 잠시 내려놓고, '한방에서는 이렇게 생각하는구나!'라는 식으로 읽어보면 됩니다. 일부 양방과 공통되는 것, 양방의 사고방식에서도 이해할 수 있는 부분도 있습니다만 "양방에서 해석할 수 없으니 이상하다"라고 생각하지 마시고, '한방의 기본을 이해해 보자'라는 태도로 시작해 봅시다.

● 기, 혈, 수

"기(氣), 혈(血), 수(水)"란 생체를 구성하는 3가지 요소입니다. (그림1-2-2) **"기"는 생명활동을 할 수 있는 근본적 에너지입니다.** 여러분들도 "기력", "원기", "사기", "기세" 등 "기(氣)"라는 글씨가 들어간 단어를 평소 사용했을 것입니다. 인체뿐만 아니라 자연계에서도 기후, 전기, 자기 등 눈으로 볼 수는 없지만, 에너지로써 존재를 아는 것들이 있습니다. 공기[혹은 종기(宗氣)]나 음식물(수곡; 水穀)에도 기가 존재합니다. "기"에는 "선천의 기(선천지기; 先天之氣)"와 "후천의 기(후천지기; 後天之氣)"가 있으며, 선천의 기는 부모로부터 물려받아 "신(腎)"의 에너지로써 존재하여, 성장 및 생식에 관여하며, 노화에 따라 쇠하게 됩니다. 후천의 기는 호흡과 소화로 인해 얻을 수 있습니다. **"혈"은 혈액과 비슷하다고 생각하시면 됩니다.** 음식물의 기(수곡의 기)의 일부가 폐에서 빨간색으로 변화된 것입니다. **"수"는 인체를 순환하는 "혈" 외의 무색 액체**로써 "혈"과 같이 빨간색으로 변화하지 않은 것입니다.

그리고 "기"가 없으면 "혈"도 "수"도 움직이지 않습니다. 예로 일본 노래 "봄의 개천은 물이 졸졸 흘러나가요"의 가사와 같이 **기혈수가 수월하게**

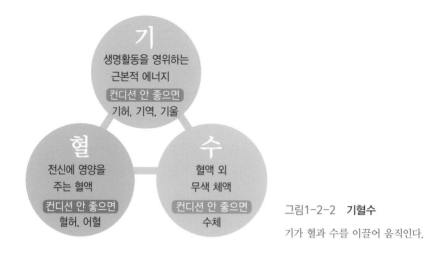

그림1-2-2 **기혈수**

기가 혈과 수를 이끌어 움직인다.

흐르고 있는 것이, 건강한 상태이며, 특히 "혈", "수"를 움직이는 "기"가 중요합니다.

●오장

　"오장(五臟)"이란 간(肝), 심(心), 비(脾), 폐(肺), 신(腎)을 말합니다. "간심비폐신"이라 외우시면 됩니다. 한자는 같지만, 현대의학 장기와 다른 개념이기 때문에 주의해야 합니다. 이것은 에도(江戸)시대에 양방의 해부학 용어를 번역할 때, 예전부터 존재하던 오장 이름을 사용했기 때문입니다. 한의학에 있어서는 오장이 생체를 구성하여 유지합니다.

　"간(肝)"은 간장뿐만이 아니라 정신 활동을 관리합니다. "심(心)"은 의식 수준을 유지합니다. "비(脾)"는 소화 흡수를 담당합니다. "폐(肺)"는 호흡을 담당하여, 피부 기능에도 관여합니다. "신(腎)"은 발육이나 생식, 수분 조절에 관여합니다. 폐나 신 같이 양방에서 말하는 폐장과 신장 기능과 통하는 것이 있으나 현재 의미와는 꽤 다릅니다. 그리고 이들은 그림1-2-3과 같이 "상생상극(相生相克)"이라고 하며, 서로 촉진적 혹은 억제적으로 작용합니다.

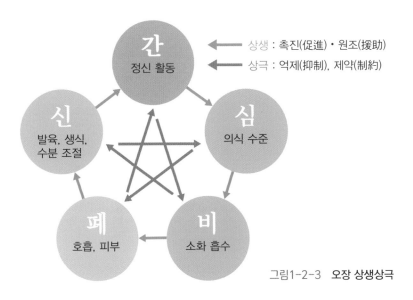

그림1-2-3 **오장 상생상극**

● 음양, 허실, 한열

외부에서 우리 심신의 균형을 교란시키는 어떠한 것(외란인자; 外亂因子)이 있을 때, 반응하는 것은 개개인마다 차이가 있습니다. 이 생체반응을 어떻게 생각하는지가 음양(陰陽), 허실(虛實), 한열(寒熱)의 사고방식입니다. 자연계를 "음양"으로 이해하는 생각을 "음양론"이라고 하여, 상반하는 두 가지 성질을 "음"과 "양"으로 구분합니다. 예로 낮(명; 明)과 밤(암; 暗), 여름(서; 暑)과 겨울(한; 寒) 등이 있습니다. 분명하여 알기 쉬운 생각이며, 이것에 맞게 인체도 이해하고자 했을 것입니다.

외부교란인자로 심신의 균형이 무너졌을 때, 그것을 회복하고자 하는 반응이 열성, 활동성, 상승성이면 "양증(陽證)"이라 하며, 한성, 비활동성, 하강성이면 "음증(陰證)"이라 정의합니다. 외부교란인자가 강력하여, 기혈이 대량으로 동원되는 생체반응을 "실증(實證)"이라 하며, 그것과 반대로 기혈 동원량이 적은 상태를 "허증(虛證)"이라 합니다. 그러나 음양과 허실의 차이는 음양은 생체 전체의 반응이며, 허실은 여러 부분적 반응들이 있다는 점입니다. 물론 한군데만 반응이 실(증)인 경우, 전신의 반응이 양인 경우가 많으며, 한군데 반응이 허

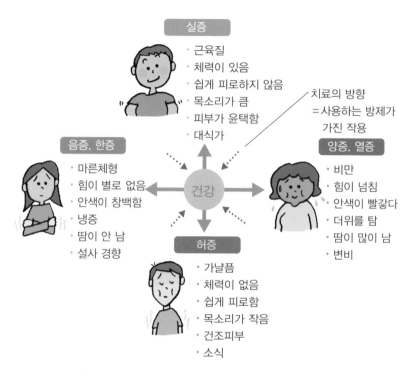

실증
· 근육질
· 체력이 있음
· 쉽게 피로하지 않음
· 목소리가 큼
· 피부가 윤택함
· 대식가

치료의 방향
＝사용하는 방제가
가진 작용

음증, 한증
· 마른체형
· 힘이 별로 없음
· 안색이 창백함
· 냉증
· 땀이 안 남
· 설사 경향

건강

양증, 열증
· 비만
· 힘이 넘침
· 안색이 빨갛다
· 더위를 탐
· 땀이 많이 남
· 변비

허증
· 가냘픔
· 체력이 없음
· 쉽게 피로함
· 목소리가 작음
· 건조피부
· 소식

그림1-2-4 음양, 허실, 한열을 바탕으로 한 치료 사고방식

(증)인 경우, 전신의 반응이 음인 경우가 많은 것도 사실입니다. 그러나 **실제로는 허실중간증도 있어, 음양의 경계는 불분명합니다. 한열은 여러 군데 병태를 열성(따뜻하다, 빨갛다)과 한성(차갑다, 창백하다 등)으로 보는** 사고방식으로, 갱년기 여성에서 보이는 "상열하한(하반신이 시리고, 상반신이 화끈거림)" 등을 이해하는데 도움이 됩니다.

이와 같이 음양, 허실, 한열의 병태로 진단하여, 2차원에 제시하면 그림 1-2-4와 같습니다. **치료 원칙은 기준점인 건강한 상태로 돌아가는 것(방향)을 목표로 합니다.** 혹시 잘못해서 반대 방향을 향하는 치료를 하면, 생체는 위험한 상태가 되기 때문에 주의가 필요합니다.

3. 한방에 있어 진찰 및 진단

● 사진을 이용한 진찰

한의학은 양의학에서 사용하는 검사기기보다는 주로 오감을 사용한 진찰을 합니다. 이를 사진(四診)이라 하며 **망진(望診), 문진(聞診), 문진(問診), 절진(切診) 네 가지 진찰 방법이 있습니다.** (표1-2-1) 각각 시각이나 청각, 후각, 촉각 등을 사용하는 진찰방법입니다.

표1-2-1 　사진(四診)

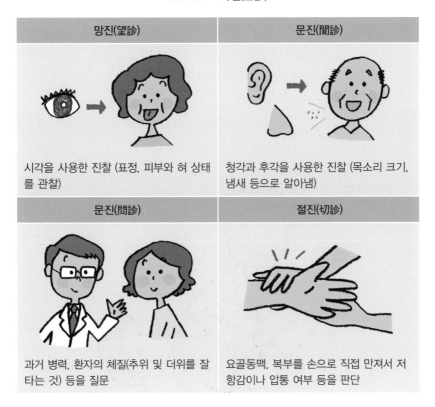

망진(望診)	문진(聞診)
시각을 사용한 진찰 (표정, 피부와 혀 상태를 관찰)	청각과 후각을 사용한 진찰 (목소리 크기, 냄새 등으로 알아냄)
문진(問診)	절진(切診)
과거 병력, 환자의 체질(추위 및 더위를 잘 타는 것) 등을 질문	요골동맥, 복부를 손으로 직접 만져서 저항감이나 압통 여부 등을 판단

● 한방의 진단과 치료의 특징

사진(四診)을 사용한 진찰을 바탕으로 환자 상태를 한방적으로 기혈수, 오장, 음양, 허실의 각 요소를 진단합니다. 예를 들어 비기허(脾氣虛)로 진단된 환자가 있습니다. 이런 방식으로 어느 **시점에서 한방적 진단을 "변증(辨證)"이라 합니다.** 한방적 진단을 하는 목적은 치료 방침을 정하기 위한 것입니다. 한방에서는 "진단은 곧 치료"입니다. 그리고 그 **변증에 맞는 한약처방(방제)이 정해집니다. 이것을 "방증상대(方證相對)"라고 부릅니다.** 비기허의 경우, 보중익기탕(補中益氣湯) 등 방제를 선택할 수 있습니다.

한방에서 진찰을 중요시하는 것은 생체 정보를 통해 치료 방침을 정할 수 있기 때문입니다. 양방에서 혈액검사나 영상진단 결과를 보는데 바빠서, 진찰 도중에 전자차트 영상만 보고 환자를 안 보는 의사도 있을 것입니다만, 한방적 진료에서 "환자를 보는 것"이 가장 중요하며, 이것이 바로 의료 원점으로 돌아가는 것입니다. 진료 중에 의사도 환자도 알게 될 계기가 생기며, 새로운 정보를 진단이나 치료에 이용하는 경우도 있습니다.

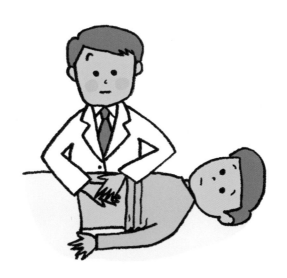

4. 약으로써 한약제제

● 의료용(전문용) 한약 엑기스제제의 개발

원래 한약이란 한약재를 탕전하여 복용해 왔지만, 현대과학과 약학의 발달로 인스턴트커피와 같이 따뜻한 물로 녹여 먹거나, 그대로 물과 같이 복용할 수 있는 엑기스제제가 개발되었습니다. 이 엑기스제제로 인하여 한약을 쉽게 접할 수 있게 되었습니다. **일본 제조회사의 엑기스제제 품질이 높아, 각 제품의 편차가 적기 때문에 RCT 등 임상시험에도 적합합니다.** 또 같은 방제라 하더라도 제조회사에 따라 약간 차이가 있으나, 효과에 큰 차이는 없습니다. 그러한 정보를 쉽게 또 완벽하게 알기 위해서는 뒤에서 언급할 STORK(p.43)를 사용하면 편합니다.

● 한약제제 효과

한약제제에 대해 "즉효성이 없다" "오랜 기간에 복용하지 않으면 효과를 볼 수 없다"라는 선입견을 가진 사람들이 많을 것입니다. 그러나 다리에 쥐가 났을 때에 작약감초탕(芍藥甘草湯)을 복용하면 5분 안에 효과가 나타날 수 있습니다. **방제마다 효과가 나타날 때가지 기간은 다양합니다.** 물론 환자 상태 등에 따라 변화가 있습니다. 그러기 위해서 어느 방제를 어느 정도 기간을 복용하면 될지에 대해 명확한 기준이 없는 것이 사실입니다. 저자는 2~4주 정도로 효과를 확인하고 있습니다. 또 제3장에서는 각 증상의 증례 소개 안에서도 한약 처방 예시도 소개하고 있으니 참고하기 바랍니다.

● 한약제제 부작용

한약제제는 생약 유래 성분 때문에 양약보다 "신체에 해롭지 않다" "부작용이 없다"라는 이미지를 가지고 있습니다만, **한약제제에도 부작용이 있습니다.**

한 때 한약제제의 중대한 부작용으로 소시호탕(小柴胡湯)으로 인한 간질성폐렴이 대중매체에 대대적으로 보도된 적이 있습니다. 소시호탕은 만성간염의 간기능 개선에 효과가 있다고 쓰여 왔으나, 간질성폐렴으로 인해 사망례가 보고되었습니다. 특히 C형 만성간염에 사용된 인터페론과의 병용례에서 간질성폐렴이 발생되었습니다. 현재 소시호탕의 중대한 부작용으로 주의되고 있습니다.

기타 **대표적이면서 주의가 필요한 부작용으로 감초(甘草)에 의한 위알도스테론증이 있습니다.** 감초에는 글리시리진산(glycyrrhizin酸)이 포함되어 있습니다. 글리시리진산은 알도스테론과 비슷한 작용을 하기 때문에 알도스테론 수치가 낮음에도 불구하고 알도스테론 과분비와 같은 증상(고혈압, 부종, 저칼륨혈증 등)을 초래합니다. (그림1-2-5) 감초는 많은 한약제제에 포함되어 있어 여러 한약제제를 사용하면 감초가 중복되며, 부작용 위험이 높아지기 때문에 처방할 때 주의가 필요합니다. "몸이 나른하다" 등의 증상을 호소할 경우에는 위알도스테론증이나 간기능장애 가능성이 있어, 신속히 의사 진찰을 받는 것이 좋습니다. 암 보조요법에서 자주 사용되는 한약제제에 포함되는 한약재 중에 부작용이 확인된 것들을 표1-2-2에 정리하였습니다.

또 **한약제제뿐만 아니라 양약과의 병용에도 주의가 필요합니다.** 예를 들어 소시호탕에서는 인터페론과의 병용이 금기이며, 감초를 포함한 한약제제에서 이뇨제를 병용하는 경우, 위알도스테론증 중증화 위험이 높아질 수 있습니다.

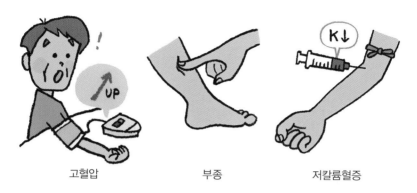

고혈압   부종   저칼륨혈증

그림1-2-5   위알드스테론증 증상 예시

표1-2-2   암 보조요법에서 사용되는 한약재 부작용

한약	증상	암 보완요법에서 자주 사용되는 한약제제
감초	위알도스테론증 (고혈압, 부종, 저칼륨혈증 등), 근병증 (근력저하, 수족마비)	가미귀비탕, 계지가출부탕, 작약감초탕, 십전대보탕, 윤장탕, 인삼양영탕, 맥문동탕, 반하사심탕, 보중익기탕, 억간산, 육군자탕
계피	발진, 발적, 가려움, 두드러기 등	가미귀비탕, 우차신기환, 오령산, 십전대보탕
치자	장간막정맥경화증 (5년 이상 장기복용)	가미귀비탕
지황	식욕부진, 위부불쾌감, 오심, 구토 등	우차신기환, 십전대보탕, 인삼양영탕
대황	설사, 복통, 식욕부진 등	마자인환
부자	동계, 홍조, 설(舌)마비 등	계지가출부탕, 우차신기환
인삼	발진, 발적, 가려움, 두드러기 등	가미귀비탕, 십전대보탕, 대건중탕, 윤장탕, 인삼양영탕, 맥문동탕, 반하사심탕, 보중익기탕, 육군자탕

5. 한방과 양방의 융합

● 일본의 일원화 의료제도

일본에서는 의대생 시절부터 양방을 중심으로 배우며, 양방적인 진단 및 치료를 합니다. 그러나 2001년에 의학교육 모델 코어 커리큘럼 안에 "화한약(和漢薬)을 개설(槪説)할 수 있음"이라는 문구가 들어가면서 전국 의대에서 한방 교육이 실시되었습니다. 그 결과 1명의 의사가 한-양방을 융합할 수 있게 되었습니다. 일본은 일원화 의료제도를 취하며, 양방 교육 안에서 한약을 처방할 수 있습니다. 이는 양방과 별도로 한의학 및 한의학대학이나 의료제도를 가진 중국이나 한국과의 큰 차이점이라 할 수 있습니다. 일본이야말로 한방과 양방을 융합해서 실시할 수 있습니다.

● 양방 안에서 한방을 사용하는 의의

양방은 일취월장입니다. 최신 정보를 아는 의사가 **한약을 치료 선택지의 하나로 사용할 수 있는 것은 마치 장기(將棋)에서 "짝"이 많아지는 것**과 같아서 여러 가지 "장기 두는 법"이라 생각됩니다.

복부 진찰에도 간이 비대하지 않은지, 종류(腫瘤)는 없는지, 압통이 없는지, 양방적 소견뿐만 아니라 한방적인 복부 소견을 볼 수 있으면 적절한 한약제제을 떠올릴 수도 있습니다. 바로 "하이브리드 복진"입니다.

이렇게 해서 한양방 융합이 되는 의사에게 환자는 여러 얘기를 나눌 수 있습니다. 또 간호사 및 약사들에게도 쉽게 의사소통이 됩니다. 그러므로 의사-환자 관계나 팀의료가 좋아지며, 선순환이 되어 진료가 더욱 즐겁게 되지 않을까 합니다.

● 한방을 어떻게 결정하는지

양방에 있어 어떤 경우에 한약이 쓰이는지 생각해 봅시다. 표1-2-3과 같이 네 가지 유형이 있습니다.[1][2] 이것은 야스이 히로미치(安井廣迪) 선생에 의해 고안된 분류입니다.

유형 1 은 **양방에 비해 한약이 더 효과적인 경우**로써, 치매와 비슷한 증상에 대해 억간산가진피반하, 소아 감염성 위장염에 오령산, "다리 쥐(유통성 근경련)"에 작약감초탕 등을 예로 들 수 있습니다.

유형 2 는 **한약으로 양방의 효과가 증강되는 경우**입니다. 예를 들어 류마티스 관절염에 메토트렉세이트(METHOTREXATE®)와 방기황기탕의 병용 사용입니다. 또는 삼차신경통에 카바마제핀(TEGRETOL®)과 오령산의 병용으로 효과가 증강되었다는 보고가 있습니다.

유형 3 은 **한약이 양방 부작용을 줄여서, 치료를 계속할 수 있도록 하는 경우**입니다. 효과가 뚜렷하지만, 부작용으로 지속적인 치료가 어려운 경우에 한약을 이용하여 안전하게 치료를 마칠 수 있게 하는 것을 추구합니다.

표1-2-3 한방치료 대상이 되는 병태와 "야스이 분류"

	유효성 증강	안전성 확보
한방 단독	한방이 더 유효 (원래 양방 유효성이 낮음) 타입 1	양방을 못 씀 (알레기, 부작용 등) 타입 4
한방 병용	한방이 양방 효과를 증강시킴 (양방 유효성의 한계를 넘음) 타입 2	한방이 양방의 부작용을 경감시켜, 치료 완수 가능 (양방 유효성이 명확하며, 어떻게 안전하게 사용하는지 여부) 타입 3

예를 들어 본 책의 주제인 암 보조요법에 한약을 쓰는 경우입니다. 암환자는 수술, 약물요법, 방사선요법 등을 받지만, 모든 요법은 어느 정도 체력을 소모하거나 부작용을 동반합니다. 이런 치료에 한약을 병용하면 암 치료의 부작용을 감소하므로, 치료를 계속 받을 수 있게 되어, 효과를 연장할 수 있게 합니다.

유형 4 는 **약제에 대한 알레르기나 부작용 때문에 양방을 쓸 수 없는 경우**입니다. 예를 들어 화분증(花粉症) 치료약으로 콧물은 멈추지만, 심하게 졸릴 때 한약을 사용함으로써 졸리지 않게 하고, 콧물을 멈추게 하는 경우입니다.

● 한약제제 보험진료

일본에서는 1967년에 6종의 의료용(전문용) 한약제제, 1976년에는 42처방, **2000년 당시에 148처방이 급여화로 쓸 수 있게 되었습니다.** 최근에는 이런 한약엑기스제제 보급으로 인해 한약을 처방하는 의사가 많아짐으로써, 한약이 보험급여 대상이라는 것을 아는 환자도 꽤 많아지고 있습니다(그러나 아직까지 한약이 보험급여 처방인 것을 모르는 환자도 있어, "한약은 비싼데 보험이 돼요?"라는 질문을 종종 받습니다).

보험진료에 있어 처방 때 병명을 부여해야 합니다만, 한약제제 급여병명(보험적용, 효능 및 효과)는 간혹 양방적 병명과는 다릅니다.

예를 들어 "냉증", "심신이 피곤하며 약해져서 잠을 못 자는 것" 등입니다. 자각증상이 그대로 보험적용이 되는 경우가 많은 것이 특징입니다. 또는 여러 약을 병용하는 경우, 보험급여가 삭감되는 경우도 있어, 주의가 필요합니다.

(p.92 참조)

6. 한약제제의 근거

● 한약제제 Evidence Report-EKAT

일본동양의학회 EBM위원회에서는 일본어나 영어 상관없이 **포괄적으로 의료용(전문용) 한약제제를 사용한 RCT 논문을 뽑아내어, 정보를 구조화 초록(서지사항, 시험디자인, 결과, 논평 등)에 정리하였습니다.** 이를 Evidence Reports of Kampo Treatment(EKAT)로써 일본동양의학회 홈페이지에서 공개하며(http://www.jsom.or.jp/medical/ebm/er/index.html), 해마다 갱신하고 있습니다. 여러분들도 한약제제의 RCT를 검색할 때는 EKAT사용을 권장합니다. 또 EKAT는 RCT만을 다루기 때문에 증례보고 등은 포함하지 않습니다.

EKAT에는 암 보조요법으로 한약제제를 사용한 RCT도 있어, 그 유효성을 평가해 봤습니다. RCT에서 진단부터 해석방법 등을 질적 평가를 한 것이 Advanced EKAT입니다. EKAT 기재항목에 부족한 비뚤림 위험(7항목), 안전성, 연구비 의뢰자, 이해상충 등에 관한 항목을 추가하여 구조화 초록을 작성하였습니다. 수재된 문헌내용을 임상 역학적으로 해석해서 한방제제 유효성 검증이 가능하게 되었습니다.

● 한약처방의 인용원-STORK

지금까지 논문 내에 한약처방을 기재 시, 또는 문헌을 인용 시, 표준방법이 없었습니다. 물론 일본어 논문의 경우, 제품명을 기재하면 일본어를 읽을 수 있고, 일본 상황을 아는 사람이라면 사용한 약제를 특정할 수 있습니다. 그러나 영어 논문의 경우, 외국 독자 분들은 사용한 한약제제에 대해 이해가 어려우며, 또 해외 리뷰어는 여러 가지 요구하기 때문에 한약제제의 자세한 설명이나 그 도표[구성 한약재 열거, 3차원 액체

크로마토그래프(3D-HPLC)의 핑거 프린트 제시, 효능 및 효과 기재 등]
때문에 많은 공간이 차지될 수밖에 없었습니다.

그래서 **한약 관련 논문에 있어, 사용한 한약제제를 간편하게 및 완전하게 인**
용할 수 있는 방법이 없을까 해서, Standards of Reporting Kampo products
(STORK)를 고안하며, 2017년에 보고하였습니다.[3] 일본어로는 "한약제제
보고 시 표준(적방법)"입니다. 영어로 "stork"는 "황새"를 의미하여, 일본
황새 영어는 oriental stork(동양 황새)로 동양의학에도 통하는 것이 있지
않을까 싶습니다. 또 황새에는 "아기는 황새 부리로 가져온다" "황새가 정
착한 집에는 행복이 찾아올 것이다"라는 전설도 있어, 해외에 어필해도
안 좋은 이미지는 없습니다.

STORK로 인해 일본 의료용(전문용) 한약제제 정보가 하나의 website 인용으
로 설명이 가능합니다. 논문 저자로서 쓰는 방식이 통일이 되며, 과다 정보
를 기재할 필요가 없어, 서면 내용의 절약에도 도움이 됩니다. 해외 독자
나 리뷰어는 STORK를 통해 일본 한약제제 정보에 접속할 수 있습니다.

그럼 한 번 실제로 사용해 보겠습니다. (그림1-2-6) STORK 사이트
(http://mpdb.nibiohn.go.jp/stork/)에 접속하면 사이트 맨 처음에 설명이
나오니, 내용에 동의할 때는 "YES"를 선택합니다. 다음에 알파벳순으로
일본에서 현재 보험약가로 수재되어 있는 148개 처방이 표시됩니다. 일본
약전, 첨부문서의 영문판, 의료용(전문용) 한약제제 취급 회사 모든 정보
가 이 website에서 열람할 수 있습니다.

논문 중에 STORK를 사용해서 한약을 설명할 때는 맥문동탕을 예로,
아래와 같이 기재하면 좋습니다.

> "bakumondoto, see http://mpdb.nibiohn.go.jp/stork"

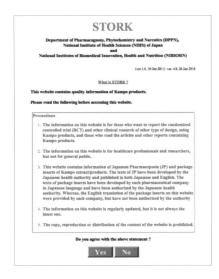
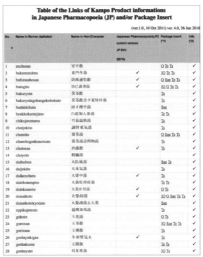

그림1-2-6 STORK 사용방법

홈페이지 (왼쪽) 아래 "yes" (빨간색으로 표시)를 클릭하면, 일본에서 약가 수재된 148종 처방 정보가 표시(오른쪽).

이와 같이 STORK를 인용한 논문[4][5]도 나와 있으니 독자 분들도 한약 제제를 쓴 임상연구를 영어 논문으로 발표할 때는 꼭 STORK를 인용해 주기 바랍니다. 향후 표기 방법에 대해서도 더 개정을 고쳐 조만간 처방 마다 URL이나 PDF를 제공할 계획입니다.

참고문헌
1) Motoo Y:Guest Editorial. "Yasui Classification" for the indications of Kampo treatment. KAIM, 11:1, 2016.
2) Yasui H:Integrating Kampo and evidence-based medicine(Introduction):Four episodes about the integration of Kampo and modern medicine. KAIM, 10:2-7, 2015.
3) Motoo Y, et al:Standards of Reporting Kampo Products(STORK) in research articles. J Integr Med, 15:182-185, 2017.
4) Yanase T, et al:Efficacy and safety of the traditional Japanese herbal medicine kamikihito for bone marrow suppression, particularly thrombocytopenia, during chemotherapy for advanced recurrent ovarian cancer. Traditional & Kampo Medicine, 2017.
5) Takemoto H, et al:Ephedrine alkaloids-free ephedra herb extract, EFE, has no adverse effects such as excitation, insomnia, and arrhythmias. Biol Pharm Bull, 41(2):247-253, 2018.

3 암 보조요법의 한약

1. 암치료에 왜 한약을 사용하는가?

●"공격"이 아니라 "방어"로써 사용

암치료에 한약을 이용한다고 하면, "암세포를 한약으로 죽인다"라는 선입견을 갖는 사람이 있습니다. 그러나 이른바 "항암 한약"을 일본 의료 시설에서 쓰는 일은 보통 없습니다(만약에 그런 일이 있다면 근거를 제시한 다음에 해야 합니다). 암에 대한 약물 공격은 유효성이나 안전성 근거가 있는 세포독성, 분자표적, 면역관문억제 항암제로 하는 것이 맞습니다. 이들은 충분한 근거가 있어, 고가임에도 불구하고 급여로 진료 가능합니다. 또 국내외 암 연구자가 밤낮 고생해서 신규 유효한 치료법을 개발하고자 열심히 노력하고 있습니다. 복용 약물을 줄이거나, 중단하지 않고, 규정대로 쓸 수 있다면 환자는 치료 혜택을 받을 수 있습니다. 그러나 암 보조요법이 불충분하여 부작용이 심해서 복용 약물을 줄이거나, 중단한다면 약의 감량, 휴약이 계속되며 치료 충분한 효과가 나타나지 않고 "이 약물은 효과 없었다"라고 판단되면, 다음 약제, 요법(regimen)으로 넘어가게 됩니다.

그때 암 보조요법 "예비 선택지" 하나로써 한약을 사용합니다. 근거가 있는 양의학 표준 치료가 그 효과를 최대한 발휘하여, 암을 공격할 수 있게 하기 위한 암 보조요법의 하나로써 한약이 신체 방어의 역할을 맡습니다. 즉 "표준 치료를 완수시킨다"는 것 자체가 암치료에 있어, 한약을 사용하는 목적입니다. (그림1-3-1)

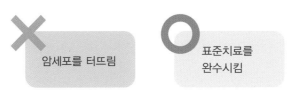

그림1-3-1 암치료에서 한약을 사용하는 목적

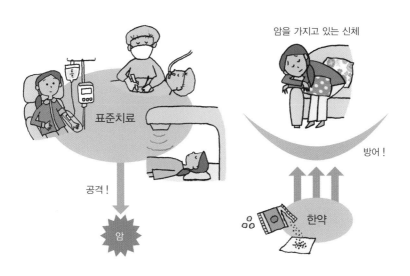

2. 암 보조요법에서 한약을 사용하는 장점

● 암 보조요법의 문제점

p.16에서 암 보조요법이란 "암환자가 치료를 받을 때 발생하는 여러 가지 부작용을 줄여주고, 심신적, 사회적, 정신적인 문제에 조기 대응하여, 각 치료가 그 효과를 최대한 발휘할 수 있도록 하는 모든 의료행위"라고 설명하였습니다. 바로 전인적(全人的)으로 대응한다는 것이지요. 하지만 현대 암 보조요법에서는 아직 문제점이 많습니다.

문제점 1 쉽게 약물과다복용자(poly-pharmacy)가 된다

한 증상에 대해서 한 가지, 때로는 여러 약들이 필요한 경우가 있습니다. **여러 증상이 나타나는 경우, 증상마다 처방해 버리면 약물의 수가 증가하며, 약물과다복용(polypharmacy) 문제**가 생깁니다("poly"는 "많은", "pharmacy"는 "약물"을 의미합니다). 예를 들어 오심이나 구토가 있으면 항(抗)구토제, 복통이 있으면 소화기용 진통약, 설사가 있으면 지사제(止瀉藥), 불면증이 있으면 수면유도제 등이 처방됩니다. 고령자에서는 이들에 더해 정형외과나 비뇨기 관련 약물이 포함되는 경우도 많아, 어쩔 수 없이 복용하는 약물 수가 많아집니다.

하루에 많은 약물을 복용하는 것 자체가 환자한테 큰 부담이 되며, 약물들끼리 상호작용 등으로 인한 효과 감소, 부작용 발생 등의 문제가 발생합니다. 또는 한군데 병원 및 의원에서 처방된 약물은 6종류로 정해져 있을 때가 많은데, 여러 의료기관에 다니는 환자의 경우, 더욱 많아질 겁니다. 어떠한 약물도 필요해서 처방되겠지만, '어떻게 되지 않을까'라고도 느낍니다.

고가의 보조요법약도 많음

보조요법약, 특히 신약 종류 중에는 약값이 비싼 것도 많습니다. 암치료약이 고가인 데다 보조요법도 고가가 되면 의료비가 상승됩니다. 물론 환자의 경제적인 부담도 많습니다. 보조요법약으로 약값이 높아지기 쉬운 것에는 항구토제, (특히 세로토닌 수용체 길항제나 substance P 수용체 길항제 등) 과립구 과립세포군 촉진인자(granulocyte-colony stimulating factor, G-CSF)제제, 신규 의료용 마약 등이 있습니다. 그러나 이들은 획기적인 효과가 있는 약물이기 때문에 현대 암치료에는 불가피한 것입니다. 환자에게 필요시 꼭 사용이 권장되는 약물입니다만, 고가인 약물을 조금이라도 안 써도 되는 방법이 없는지 생각해 보는 것이 필요합니다.

문제점 3 보조요법약에도 부작용이 있음

보조요법약에도 부작용이 있어, 오히려 보조요법으로 인해 삶의 질이 저하되는 경우가 있습니다. 예를 들어, 신경장애성통증 관련 약물로 인해 졸림이나 권태감이 심하게 나타나는 경우입니다. 꽃가루 알레르기 때 복용하는 항알레르기약으로 졸리는 경우가 있습니다. 콧물이 멈춰 기쁘지만, 일하거나 공부를 할 수 없을 정도로 졸려서 힘듭니다. 또 다른 예로 암성 통증 관련 진통약의 부작용 중에는 오심 및 구토, 변비 등이 있지만, 이런 증상을 억제하는데 항구토제나 설사약 등을 쓸 때도 있습니다. 이렇게 원래 부작용을 줄여주는 것이 보조요법약인데, '그에 따른 부작용에 또 약제가 필요하다'라는 것은 안타깝습니다.

문제점 4 대처법이 확립되지 못하는 부작용도 있음

현재 양방에서는 부작용에 대한 대응력에 차이가 있습니다. 대응법이 거의 확립된 부작용으로는 오심 및 구토, 호중구감소 등으로 앞서 나온 항구토제나 G-CSF제제를 사용하여, 현재 이런 부작용들은 해결되었습니다.

한편, 효과적인 대처법이 없는 증상으로써는 식욕부진, 전신권태감, 말초신경장애 등입니다. 세계에서 연구가 진행되고 있어, 몇 가지 유효 약제도 개발되어 있으나, 아직 일반적으로 사용되는 것은 없습니다.

문제점 5 전문가의 부족

암 보조요법의 전문적 연구자가 적다라는 문제가 있습니다. 암 영역에 있어서는 역시 새로운 치료법 개발이 우선시되는 것은 당연하기 때문에 연구자나 제약기업도 신약 개발에 큰 관심을 기지고 있습니다. 그리고 환자도 획기적인 치료약을 기다리고 있습니다. 그것에 비하면 암 보조요법 연구는 작은 보조 역할일지도 모릅니다. 그러나 앞서 언급한 듯, 암치료를 계속하는데 불가피한 것입니다. 그래서 조금이라도 많은 연구자가 참여하기를 기대합니다.

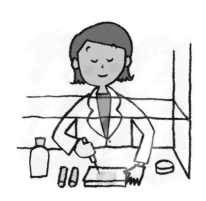

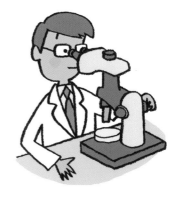

● 한약에 의한 해결법

한약은 이러한 암 보조요법 문제점을 해결하기 위한 힌트가 됩니다.
(표1-3-1)

해결법 1 1가지 약으로 복수의 부작용에 대응 가능하다

**한의학은 1가지 약으로 여러 임상 효과를 제시하기 때문에 약물과다요법
(polypharmacy) 대책에 매우 효과적입니다.** 한의학에서는 동병이치(同病異
治; 병은 같지만 치료는 다름), 이병동치(異病同治; 병은 다르지만 치료는
같음)라는 용어도 있어, 하나의 약물로 여러 증상에 유효하며, 실제로 현
재까지 다양한 질환에 사용된 역사가 있습니다. 예를 들어, 반하사심탕
(半夏瀉心湯)이라는 하나의 약물로 구내염과 설사에 대처할 뿐만 아니라
더불어 식욕부진이나 불면증까지 개선되는 경우도 있습니다.

표1-3-1 **암 보조요법 문제점과 한약에 따른 해결법**

문제점		해결법
약물과다복용(Polypharmacy)	▶	한약 하나로 여러 부작용 증상에 대응 가능
고가의 보조요법제도 많음	▶	한약제제는 약가가 싸다
보조요법제에도 부작용이 있음	▶	양방 약에 비해 부작용이 적음
대처방법이 확립되지 않은 부작용도 있음	▶	한약제제가 효과를 발휘하는 부작용도 많음
전문가가 없음	▶	암과 한약에 관한 교육

해결법 2 약가가 싸다

한약제제 약가는 단순 평균으로 하루 약 1,000원(약90엔)으로 아주 저가입니다(급여 적용이 되면 실제 환자 부담액은 더욱 낮습니다). 그러므로 한약 사용은 의료 경제적으로도 좋은 일입니다. 암치료는 이것저것 돈이 들기 때문에 경제적인 문제를 걱정하는 환자도 많습니다. 약물 비용 부담이 줄어든다면 정신적인 부담도 줄어들 것입니다.

해결법 3 양방에 비해 부작용이 적다

약물과다요법 관점에서도 보조요법 부작용 때문에 또 다른 약제를 사용하는 것은 되도록 피하는 것이 좋습니다. 한약제제에는 간질성폐렴, 간기능장애, 위알도스테론증 등 몇 가지 주의해야 하는 부작용도 있습니다만, (p.38 참조) **양약에 비하면 그 빈도는 낮고, 일반적으로 독성이 심한 것은 적습니다.** 또는 한약을 병용하므로 암치료약을 비롯하여, 양약의 효과가 감소하는 경우가 없기 때문에 안심해서 이용할 수 있습니다.

해결법 4 한약제제가 효과를 발휘하는 부작용도 많다

양방에서 대응이 어려운 식욕부진, 전신권태감, 피로감, 말초신경장애에 한약제제의 유효성이 임상시험으로 점차 밝혀지고 있습니다. 또는 약리학적 실험으로 작용기전도 밝혀지고 있고, 유효성분도 확정되고 있습니다.

예를 들어 옥살리플라틴(ELPLAT®)으로 인한 말초신경장애에는 신경세포 보호 작용을 가진 인삼양영탕의 효과가 임상시험을 통해 나타났습니다. 나고야시립대학교(Nogoya City University) 대학원 약학연구과 마키노 토시아키(牧野利明) 교수 그룹은 배양세포를 사용한 실험에서 인삼양영탕의 구성 한약재인 인삼 그리고 구성성분인 Ginsenoside F2가 옥살리플라틴으로 인한 신경세포장애를 개선하는 것을 밝혔습니다.[1] 쥐 실험에서도 인삼양영탕 투여로 옥살리플라틴으로 인한 말초신경장애가 개

선되었습니다.[2)]

또 저자들이 실시하는 무작위대조군임상시험(RCT)에서 인삼양영탕 투여군이 비투여군에 비해 축적성 말초신경장애 정도가 개선되었으며, 옥살리플라틴 총 누적 투여량에 따른 부작용으로 인한 중도탈락이 유의 하게 줄었습니다.[3)]

해결법 5 학회 주도로 전문가를 육성한다

일본 암보조요법학회가 출범하여, 그 안에 17개 분과모임에서 각 증상 (오심, 구토, 점막염, 신경장애, 통증, 피부증상 등)에 따라, 각 주제(고령 자, 정신, 취업 등)에 따라 학회 활동을 하고 있습니다. 더 나아가 종양 순환기과, 종양심장병과 등의 분야에서도 모임이 되고 있습니다. 바로 암 보조요법 발전에 총력전을 펼치고 있다고 느낍니다.

17개 분과모임에서 "한방모임"도 있습니다. 저자는 한방모임의 부회장 을 맡고 있지만, 내과의사를 포함하며 외과의사, 기초연구자, 약사 등도 모임 구성원이 되어, **암 보조요법에서 한약에 대한 근거 검증과 가이드라인 작성 에 힘쓰고 있습니다.** "보조요법의 연구가 재미있다" "연구주제의 보고이다" "한약도 자기 진료나 연구에 응용할 수 있다"라고 해서 젊은 의사 및 연 구자가 증가하고 있습니다. 이런 움직임은 최종적으로 환자를 구하는 것 으로 이어나갈 것입니다.

3. 팀의료와 한방

● 카나자와의과대학병원의 활동

카나자와의과대학(Kanazawa Medical University)병원 외래 항암요법실에 병용 설치된 종양내과 암 보조요법 외래에서는 항암보조요법팀(CST)과 협력하여, 항암요법을 중심으로 한 다양한 치료에 동반되는 고민을 논의하며, 대응책을 검토하고 있습니다. 외래 항암요법실에는 다양한 진료과에 내원하는 환자나 가족들이 모이기 때문에 거기에 상주하는 종양내과 의사는 진료과를 넘나들며 대응하고 있습니다.

이때 활용할 수 있는 것이 한방입니다. **한방도 진료과를 넘나드는 진료를 하기 때문에 암 보조요법 외래에서 한의학적인 관점에서 환자를 세밀히 진찰하고, 호소하는 증상 해결책 하나로써 한약을 제안할 수 있습니다.** 보통 치료약은 각 진료과로부터 처방되는데, 환자 증상이나 병태에 따라 의료용(전문용) 한약제제는 암 보조요법 외래에서 처방하도록 합니다. 또 최근에서는 각 진료과에 젊은 세대의 의사들이 적극적으로 한약을 사용하기 때문에 암 보조요법 외래에서는 감초 등 한약재가 중복되지 않도록 처방합니다. 또는 약사가 협력하여 중복 한약재 등을 확인합니다.

● 간호사부터 한약처방 제안

간호사는 환자 목소리를 가장 가까이에서 들어주고, 실체 환자 신체에 접해서 상황을 파악할 수 있는 직종입니다. 양방 약제에서도 간호사부터 의사에게 처방 제안을 할 수도 있겠지요. 한약만을 특별하게 할 필요는 없습니다.

저자 시설에서도 최근에 간호사부터 한약 제안이 있습니다. 예를 들어 유방암 환자의 파클리탁셀(TAXOL®)의 근육통 및 관절통 부작용에 작약감초탕을 쓴 증례가 있습니다. 통증에 NSAIDs(비스테로이드 항염증제)만이 처방되는 것을 보던 간호사로부터 "NSAIDs만이 아니라 한방의 작약감초탕을 써보시면 어떨까요"라고 암 보조치료 외래 담당의사에게 제안이 있었습니다.

이렇듯 간호사부터 제안을 받아 의사는 문헌적 근거를 제시하거나 실제로 진찰하거나 해서 한약 적응을 판단합니다. 그리고 암 보조치료 외래 담당의사의 한약사용, 각 진료과 의사에 제안 등, 한약을 사용해 보도록 합니다. 게다가 그 제안을 받아드린 후 효과나 임상경과를 항암보조요법팀(CST)로 보고하여, 팀에서 다시 고찰함으로써 팀의 한방 숙련도가 높아질 겁니다. (그림1-3-2)

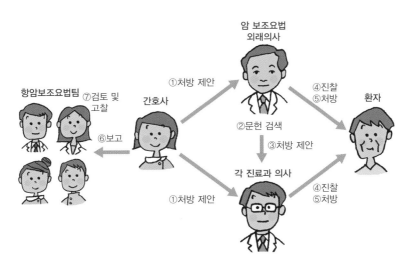

그림1-3-2 **카나자와의과대학병원 간호사로부터의 처방 제안 흐름**

4. 한약 암 보조요법과 산학관 협조

● "한약을 이용한 암 보조요법"에는 많은 지원이 있습니다

암 보조요법에 한약 사용은 "산(産), 학(學), 관(官)"으로부터 지원되고 있습니다.

산업계[産] 지원으로써는 한의학 현상 인식과 한의학을 들러 싼 과제 해결을 위한 토론을 추진하기 위한, 일본동양의학회(Japan Society for Oriental Medicine)와 일본한약생약제제협회(Japan Kampo Medicines Manufacturers Association), (한약제제, 생약제제의 제조업체로 구성된 단체)가 "국민 건강과 의료를 짊어지는 한약의 장래 비전 연구회"를 2016년 8월에 출범하였습니다. 그 첫 번째 회의 주제가 "암"이며, 약물요법 부작용인 말초신경장애나 구내염, 식욕부진, 전신권태감, 피부장애 등 한약의 근거 보고가 인정되면서 2017년 3월에는 암 보조요법에 대해 한약제제는 필수불가결이라고 정리되었습니다.

학계[學] 지원으로써는 일본에서는 암보조요법학회가 (p.26 참조) 담당하고 있습니다. 국제적으로는 1990년 3월에 국제암보조요법학회(Multinational Association of Supportive Care in Cancer, MASCC)가 설립되었습니다만, 일본 암보조요법학회가 설립된 것은 2015년 3월입니다. 거의 25년 늦게 시작된 것이지만, 일본 암 보조요법 향상을 위하여 활동을 계속하고 있습니다.

관계[官] 지원으로써는 2015년 12월에 후생노동성 암대책추진협의회로 암 대책 가속화 계획에 있어 "특히 수술 후 합병증 및 후유증을 줄이는 측면에서 영양요법, 재활요법이나 한약을 사용한 보조요법에 관한 연구를 추진함"이라는 제언이 나왔습니다. 또는 일본의료연구개발기구(Japan Agency for Medical Research and Development)에도 채택되며, 후생노동성에 의한 "통합의료" 정보사이트 eJIM(http://www.ejim.ncgg.

go.jp/pro/index.html) 콘텐츠나 쉬운 사용법을 객관적으로 평가하거나, 의료용 한약제제 유효성과 안전성을 체계적 문헌고찰 등으로 평가하고 있습니다.

참고문헌

1) Suzuki T, et al:Ninjin'yoeito and ginseng extract prevent oxaliplatin-induced neurodegeneration in PC12 cells. J Nat Med, 69(4):531-537, 2015.
2) Suzuki T, et al:Effect of ninjin'yoeito and ginseng extracts on oxaliplatin-induced neuropathies in mice. J Nat Med, 71(4):757-764, 2017.
3) Motoo Y, et al:Prophylactic efficacy of ninjin'yoeito for oxaliplatin-induced cumulative peripheral neuropathy in patients with colorectal cancer receiving postoperative adjuvant chemotherapy:a randomized, phase 2 trial(HOPE-2). Cancer Chemother Pharmacol, submitted, 2019.

암 보조요법에서 사용되는 한약제제

제2장에서는 암 보조요법에서 많이 사용되는 16개의 처방을 엄선해서 소개합니다. 각 처방의 기본적인 데이터나 주의사항 등을 좌우 양면으로 정리하였습니다. 효능·효과, 구성, 1일 복용량, 성상, 기본 용법·용량에 대해서는 각 제약회사 첨부문서 정보(2019년 3월 기준)를 바탕으로 작성하였습니다. 또 다수 제약회사에서 판매되는 제제는 대표적인으로 2–3개 회사의 정보를 게재했습니다.

범례

쯔 쯔무라ツムラ
ㅋ 크라시에クラシエ
ㅋ 코타로한방제약小太郎漢方製藥
삼 삼화생약三和生藥
호 타이코세이도제약太虎精堂製藥
J JPS제약ジェーピーエス製藥
오 오스기제약大杉製藥

제2장 참고문헌
1) 秋葉哲生:漢方製剤応用自在のユニット処方解説. ライフ·サイエンス, 2017.
2) 株式会社ツムラ:医療用漢方製剤製品ラインナップ. 2017.

가미귀비탕
加味歸脾湯

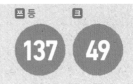

쯔등 **137**　　크 **49**

이런 한약입니다

빈혈, 불면 등 혈액과 신경, 정신 영역 증상 및 소견에 사용됩니다. 혈액계에서는 약물요법으로 인한 혈소판감소가 개선되었다는 보고가 있습니다. 신경 및 정신계에서는 불안신경증, 우울증상, 짜증감 등에 도움이 될 가능성이 있습니다. 더불어 심신의 피로, 미열 등에도 사용합니다. 이들은 모두 암환자에서 흔하게 나타나는 증상으로, 많은 환자에게 도움이 될 처방입니다.

효능·효과

허약 체질이며, 혈색이 안 좋은 사람에 다음의 여러 증상들: 빈혈, 불면증, 정신불안, 신경증

구성

쯔 황기 3.0g, 시호 3.0g, 산조인 3.0g, 창출 3.0g, 인삼 3.0g, 복령 3.0g, 용안육 3.0g, 원지 2.0g, 치자 2.0g, 대조 2.0g, 당귀 2.0g, 감초 1.0g, 생강 1.0g, 목향 1.0g

크 인삼 3.0g, 백출 3.0g, 복령 3.0g, 황기 2.0g, 당귀 2.0g, 원지 1.5g, 시호 3.0g, 산치자 2.0g, 감초 1.0g, 목향 1.0g, 대조 1.5g, 생강 0.5g, 산조인 3.0g, 용안육 3.0g

1일 복용량 (괄호 내는 건조 엑기스 함유량)

쯔 7.5g(5.0g), 크 〈세립〉 7.5g(5.6g), 〈정제〉27정(6.0g)

성 상

제형: 쯔 과립, 크 정제, 세립

냄새: 쯔 특이한 냄새, 크 〈정제〉 냄새가 거의 없거나, 미세하고 특이한 냄새, 〈세립〉 특이한 냄새

맛: 쯔 살짝 단맛을 가지며 특이함, 크 〈정제〉 살짝 쓰며, 뒷맛은 매움, 〈세립〉 살짝 쓰고 단맛

기본 용법·용량 (성인)

보통, 성인 1일 복용량을 2~3번으로 나누어, 식전 혹은 식간에 경구 복용함. 또 연령, 체중, 증상에 따라 수시로 증감함.

부작용

발진, 두드러기 등 피부증상, 식욕부진, 명치 부위 불쾌감, 오심, 복통, 설사 등의 소화기 증상, 위알도스테론증.

주 의

치자를 포함하기 때문에 5년 이상 장기 계속 복용 시에는 간혹 장간막정맥경화증이 생길 수도 있음.

약 효[1)]

- **황기**: 피부를 튼튼하게 함, 기운이 나게 함 [보기(補氣), 고표(固表)]
- **목향**: 기를 순환시킴 [이기(理氣)]
- **인삼, 감초, 창출, 생강, 복령, 대조**: 기를 보충하며, 위장 기능을 높임 [보기(補氣)]
- **산조인, 용안육, 원지**: 신경을 안정시키고 혈을 보충함 [안신(安神), 보혈(補血)]
- **당귀**: 혈을 보충함 [보혈(補血), 활혈(活血)]
- **시호, 치자**: 간기능 실조를 조정하고 열을 내림 [소간(疏肝), 청열(淸熱)]

처방에 맞는 변증[2)]

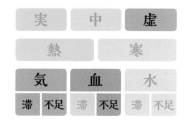

복 증[2)]

복력(腹力) 약~복력 약간 약

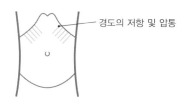

경도의 저항 및 압통

암 보조요법에서 사용 가능한 증상 및 사용법

전신권태감(p.95), **빈혈**(p.108), **혈소판감소**(p.115), **식욕부진**(p.124), **불면**(p.187), **우울증상**(p.187)

계지가출부탕
桂枝加朮附湯

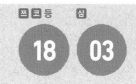

쯔 코 등 / 삼 / 18 / 03

이런 한약입니다

계지탕에 창출과 부자를 더한 처방입니다. 냉증 때문에 악화되는 것처럼, 통증을 동반하는 신경 증상 및 관절 증상에 사용됩니다. 또 비교적 체력이 저하되는 사람에 좋습니다.

효능·효과

쯔 관절통 신경통

코 냉증으로 인한 통증, 사지에 마비감이 있는 것. 혹은 굴신 운동이 곤란한 것. 신경통, 관절염, 류마티스

삼 오한을 느끼며, 소변 쾌통하지 못하고, 사지 굽힘이 어려우면서 다음과 같은 여러 증상들: 급성 및 만성 관절염, 류마티스관절염, 신경통, 편두통

구성

쯔 계피 4.0g, 감초 2.0g, 작약 4.0g, 생강 1.0g, 창출 4.0g, 수치(修治) 부자 분말 0.5g, 대조 4.0g

코 계피 4.0g, 감초 2.0g, 작약 4.0g, 창출 4.0g, 대조 4.0g, 부자말2(炮附子末) 1.0g, 생강 1.0g

삼 계피 4.0g, 작약 4.0g, 대조 4.0g, 생강 1.0g, 감초 2.0g, 창출 4.0g, 가공 부자 1.0g

1일 복용량 (괄호 내는 건조 엑기스 함유량)

쯔 7.5g(3.75g), 코 9.0g(5.3g), 삼 9.0g(5.1g)

성 상

제형: 쯔 과립, 코 삼 세립

냄새: 쯔 코 특이한 냄새, 삼 특이한 방향

맛: 🅟 단맛과 살짝 매운맛, 🅚 달고 씀, 🅢 달고 조금 매움

기본 용법·용량 (성인)

보통, 성인 1일 복용량을 2~3번으로 나누어, 식전 혹은 식간에 경구 투여함. 또 연령, 체중, 증상에 따라 수시로 증감함.

부작용

부자로 인한 가슴 두근거림, 상열감, 홍조, 입술 저림, 위알도스테론증

주 의

부자를 포함하기 때문에 고령자에 투여 시 부작용을 고려함.

약 효[1]

- **부자:** 따뜻하게 함 [산한(散寒)]
- **계피:** 기를 순환시켜 따뜻하게 함, 발한
- **작약:** 혈을 보충하고, 진경·지통 [보혈(補血), 진경(鎭痙)]
- **생강, 대조, 감초:** 위를 튼튼하게 하여 장을 조정함
- **창출:** 수분 분포 조절 [이수(利水)]

처방에 맞는 변증[2]

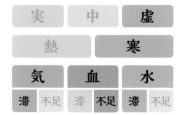

복 증[2]

복력 약

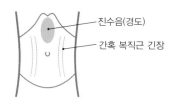

진수음(경도)

간혹 복직근 긴장

암 보조요법에서 사용 가능한 증상 및 사용법

대상포진 후 신경통(p.158), **암성통증**(p.182)

통증을 따른 사지 저림, 관절통에 효과 하지보다 상지 마비 및 통증에 사용

우차신기환

牛車腎氣丸

107
쯔

이런 한약입니다

노화에 따른 증상에 대응할 수 있습니다. 양방 이비인후과, 안과, 비뇨기과, 정형외과 등의 진료과에서 노화로 인한 어쩔 수 없는 다양한 증상에 사용합니다. 구체적으로는 이명(귀에서 소리 남), 백내장, 과민성 방광, 허리 통증, 하지통, 사지 말초 저림 등에 효과가 있습니다.

효능·효과

쉽게 피곤하고 사지가 시리며, 소변 볼 때 요량이 감소 혹은 증가되면서 때로는 구갈(口渴)이 있는 다음과 같은 여러 증상들: 하지통, 요통, 시림, 저림, 노인 눈 침침, 가려움, 배뇨곤란, 빈뇨, 부종

구성

지황 5.0g, 택사 3.0g, 우슬 3.0g, 복령 3.0g, 산수유 3.0g, 목단피 3.0g, 산약 3.0g, 계피 1.0g, 차전자 3.0g 부자말 1.0g

1일 복용량 (괄호 내는 건조 엑기스 함유량)

7.5g(4.5g)

성 상

제형: 과립

냄새: 특이한 냄새

맛: 살짝 달고 산미(酸味)가 있음

기본 용법·용량 (성인)

보통, 성인 1일 복용량을 2~3번으로 나누어, 식전 혹은 식간에 경구 투여함. 또 연령, 체중, 증상에 따라 수시로 증감함.

부작용

부자로 인한 가슴 두근거림, 홍조, 입술 저림. 지황으로 인한 속이 더부룩. 간혹가다 간질성폐렴, 간기능 장애 등.

주 의

부자를 포함하기 때문에 고령자에 투여 시 부작용을 고려함.

약 효[1]

- **계피:** 기를 순환시켜 따뜻하게 함, 발한
- **지황, 산약, 산수유:** 신(腎)을 보충하고 축축하게 함 [보신(補腎), 자음(滋陰)]
- **택사, 목단피, 복령:** 수분과 혈을 순환시킴 [이수(利水)／구어혈(驅瘀血)]
- **우슬:** 신(腎)을 보충함 [보신, 활혈(活血)]
- **부자:** 따뜻하게 함 [산한(散寒), 지통(止痛)]
- **차전자:** 수분 분포 조절 [이수]

처방에 맞는 변증[2]

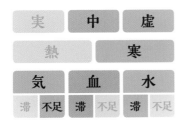

복 증[2]

복력중등도~약간 약

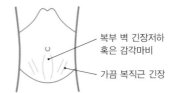

복부 벽 긴장저하 혹은 감각마비

가끔 복직근 긴장

암 보조요법에서 사용 가능한 증상 및 사용법

말초신경장애[특히 파클리탁셀(TAXOL®)로 인한 것] (p.153), **근육경련**(쥐나는 것) (p.162), **부종**(p.172), **암성통증**(p.182)

오령산

五苓散

이런 한약입니다

수체(水滯)를 치료하는 처방이며, 이름 그대로 5종의 한약재로 구성되어 있습니다. 배수 채널인 아쿠아포린 저해작용이 밝혀지고 있는데, 전신 수분 정체(수체)나 수분이 편중되어 치우쳐 있는 것을 치료하며, 수체에 따른 여러 증상들을 개선합니다. 구체적으로는 두통, 현기증, 가슴 두근거림, 오심 및 구토, 설사, 부종, 숙취 등에 사용합니다. "수체"라고 진단될 때 먼저 사용하는 처방입니다.

효능·효과

쯔 구갈, 요량이 감소되는 다음과 같은 여러 증상들: 부종, 네프로제, 숙취, 급성위장 카타르, 설사, 오심, 구토, 현기증, 위내정수(胃內停水), 두통, 요독증, 중서증(中暑證), 당뇨병

크 구갈, 소변감소증, 오심, 구토, 복통, 두통, 부종 등 어느 하나라도 동반되는 다음과 같은 여러 증상들: 묽은 변, 급성 위장염(이급후중〈裏急後重〉인 경우에는 사용하지 말 것), 중서증, 두통, 부종

코 목이 말려 물을 마시는데도 불구하고 요량이 감소되는 것, 두통, 두중(頭重), 두한(頭汗), 오심, 구토 혹은 부종을 동반하는 것, 급성 위장 카타르, 소아 및 영유아 설사, 숙취, 중서증, 황달, 신장염, 네프로제, 방광 카타르

구성

쯔 택사 4.0g, 복령 3.0g, 창출 3.0g, 계피 1.5g, 저령 3.0g

크 택사 5.0g, 저령 3.0g, 복령 3.0g, 계피 2.0g, 백출 3.0g

코 택사 6.0g, 백출 4.5g, 저령 4.5g, 계피 2.5g, 복령 4.5g

1일 복용량 (괄호 내는 건조 엑기스 함유량)

쯔 7.5g (2.0g), 크 〈세립〉 6.0g (2.0g), 〈정제〉 18정 (2.3g), 코 6.0g (3.2g)

성 상

제형: 쯔 과립, ㅋ 세립, 정제, ㅋ 세립

냄새: 특이한 냄새

맛: 쯔 살짝 매움, ㅋ 세립 살짝 달고 씀, 정제 씀, ㅋ 달고 씀

기본 용법·용량 (성인)

보통, 성인 1일 복용량을 2~3번으로 나누어, 식전 혹은 식간에 경구 투여함. 또 연령, 체중, 증상에 따라 수시로 증감함.

부작용

거의 없으나 알레르기 반응, 맛 혹은 냄새로 인한 식욕저하, 메스꺼림 등 간혹 보임.

주 의

부자를 포함하기 때문에 고령자에 투여 시 부작용을 고려함.

약 효[1)]

• **택사, 복령, 창출, 저령:** 수분 분포 조절 [이수]
• **계피:** 기를 순환시켜 따뜻하게 함, 발한 [이기]

처방에 맞는 변증[2)]

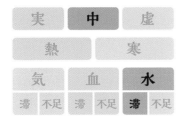

복 증[2)]

복력 약간 약

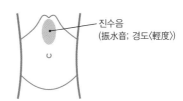

진수음
(振水音; 경도⟨輕度⟩)

암 보조요법에서 사용 가능한 증상 및 사용법

오심 및 구토(p.119), **설사**(p.130), **부종**(p.172)

작약감초탕
芍藥甘草湯

이런 한약입니다

근육경련에 쓰는 처방입니다. 횡문근이든 평활근이든, 전신 어느 근육에서 발생하는 경련과 그로 인한 통증에 효과가 있습니다. 다리에 쥐나는 것이 그 전형적인 예입니다. 매우 짧은 시간(복용한지 5분 정도)에 효과가 보이는 점도 특징입니다. 이는 그 이름대로 작약과 감초라는 두 가지 한약재만으로 구성되어 있기 때문에 날카로울 것이라 생각합니다.

효능·효과

급격하게 일어나는 근육경련에 따른 통증, 근육 및 관절통, 위통, 복통

구성

쯔 크 감초 6.0g, 작약 6.0g
코 작약 5.0g, 감초 5.0g

1일 복용량 (괄호 내는 건조 엑기스 함유량)

쯔 7.5g(2.5g), 크 6.0g(2.9g), 코 6.0g(2.5g)

성 상

제형: 쯔 과립, 크 코 세립
냄새: 특이한 냄새
맛: 쯔 살짝 달음, 크 코 달음

기본 용법·용량 (성인)

보통, 성인 1일 복용량을 2~3번으로 나누어, 식전 혹은 식간에 경구 투여함. 또 연령, 체중, 증상에 따라 수시로 증감함.

부작용

위알도스테론증.

주 의

많은 감초를 포함하기 때문에 위알도
스테론증에 주의해야 함.

약 효[1]

- **작약**: 보혈(補血), 지통(止痛)
- **감초**: 자음(滋陰), 지통

처방에 맞는 변증[2]

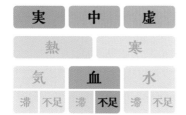

実	中	虚
熱		寒
気	血	水
滞 不足	滞 **不足**	滞 不足

복 증[2]

복력 약간 약

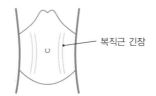

복직근 긴장

암 보조요법에서 사용 가능한 증상 및 사용법

설사(p.130), **근육경련**(쥐나는 것)(p.162)
파클리탁셀(TAXOL®)로 인한 근육통, 관절통에도 효과

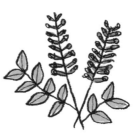

십전대보탕
十全大補湯

쯔ㅋ코등
48

이런 한약입니다

10종 한약재로부터 구성되어 있어, 이름처럼 "대보(大補; 크게 보충하기)" 때문에 암진료에서 가장 많이 쓰이는 한약입니다. 외과 수술 후라든지 방사선 요법 후, 약물요법 중 혹은 마치고 난 후, 보조용으로 널리 사용 가능합니다. 또 약물요법으로 혈액독성 및 비혈액독성 둘 다 대응 가능합니다. 무작위대조군임상시험 등 근거도 많은 한약입니다.

효능·효과

쯔ㅋ 수술 후 체력 저하, 피로 권태감, 식욕부진, 도한, 수족 냉증, 빈혈
코 피부 및 점막이 창백하여, 윤기가 없으며, 말라서 빈혈이 있고, 식욕부진이나 쇠약 정도가 심각한 것. 소모성 질환 혹은 수술로 인한 쇠약, 산후 쇠약, 전신 쇠약 시 다음과 같은 여러 증상들: 저혈압증, 빈혈증, 신경쇠약, 피로 권태, 위장 허약, 위하수.

구성

쯔 황기 3.0g, 창출 3.0g, 계피 3.0g, 당귀 3.0g, 지황 3.0g, 인삼 3.0g, 작약 3.0g, 복령 3.0g, 천궁 3.0g, 감초 1.5g
ㅋ 황기 3.0g, 당귀 3.0g, 작약 3.0g, 복령 3.0g, 지황 3.0g, 감초 1.5g, 백출 3.0g, 인삼 3.0g, 계피 3.0g, 천궁 3.0g
코 인삼 2.5g, 작약 3.0g, 황기 2.5g, 지황 3.5g, 백출 3.5g, 천궁 3.0g, 복령 3.5g, 계피 3.0g, 당귀 3.5g, 감초 1.0g

1일 복용량 (괄호 내는 건조 엑기스 함유량)

쯔 7.5g(5.0g), ㅋ 7.5g(6.2g), 코 15.0g(8.5g)

성 상

제형: 쯔 과립, ㅋ ㅋ 세립

냄새: 쯔 ㅋ 특이한 냄새, ㅋ 미세한 특이한 냄새

맛: 쯔 살짝 달음, ㅋ 살짝 달고 뒷맛이 씀, ㅋ 달고 씀

기본 용법·용량 (성인)

보통, 성인 1일 복용량을 2~3번으로 나누어, 식전 혹은 식간에 경구 투여함. 또 연령, 체중, 증상에 따라 수시로 증감함.

부작용

지황으로 인한 속이 더부룩, 식욕저하, 위알도스테론증, 간기능장애, 과민증.

주 의

극도로 위장(소화기능)이 저하된 환자에는 신중하게 투여.

약 효[1)]

- **지황, 당귀, 천궁, 작약:** 혈을 보충하며 순환시킴 [보혈, 활혈]
- **계피:** 기를 순환시켜, 따뜻하게 함
- **인삼, 감초, 창출, 복령:** 기를 보충하고 위장 기능을 높임 [보기]
- **황기:** 기운을 냄, 피부를 튼튼하게 함 [보기, 고표]

처방에 맞는 변증[2)]

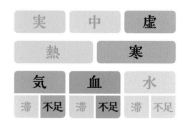

복 증[2)]

복력 약

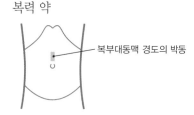

복부대동맥 경도의 박동

암 보조요법에서 사용 가능한 증상 및 사용법

전신권태감(p.95), 피로감(p.100), 수술 후 체력 저하(p.103), 빈혈(p.108), 호중구감소(p.111), 식욕부진(p.124), 피부 및 손톱장애(p.166), 암 악액질(p.193)

윤장탕
潤腸湯

쯔호

51

이런 한약입니다

글자 그대로 딱딱한 변을 부드럽게 하는 한약입니다. 토끼똥처럼 동글동글한 변이며, 좀처럼 배변이 없는 환자한테 사용합니다. 고령자의 건조하고 굳은 변에 사용하듯이 피부가 건조한 환자에게도 적합합니다. 또 변비로 인한 복부팽만감을 호소하는 경우에도 사용합니다. 마자인환(p.86)을 기본처방으로 작약, 도인, 당귀, 지황, 황금, 감초를 포함한 것입니다. 마자인환의 마자인, 행인에 도인이 포함이 되어, 씨를 의미하는 "인(仁)"이 세 가지가 합쳐서 이들의 식물유성분으로 대변이 부드럽게 됩니다.

효능·효과

변비

구성

쯔 지황 6.0g, 후박 2.0g, 당귀 3.0g, 대황 2.0g, 황금 2.0g, 도인 2.0g, 기실 2.0g, 마자인 2.0g, 행인 2.0g, 감초 1.5g

호 당귀 3.0g, 황금 2.0g, 지황 6.0g, 후박 2.0g, 도인 2.0g, 대황 3.0g, 행인 2.0g, 감초 1.5g, 기실 1.0g, 마자인 2.0g

1일 복용량 (괄호 내는 건조 엑기스 함유량)

쯔 7.5g(5.0g), **호** 7.5g(5.38g)

성 상

제형: 과립
냄새: 특이한 냄새
맛: 쯔 달고 떫음, **호** 살짝 달고 씀

(성인)

보통, 성인 1일 복용량을 2~3번으로 나누어, 식전 혹은 식간에 경구 투여함. 또 연령, 체중, 증상에 따라 수시로 증감함.

부작용

간질성폐렴, 위알도스테론증, 근병증, 간기능장애, 황달, 소화기증상.

주 의

감초를 포함하기 때문에 다른 감초가 포함된 처방과의 병용 시에는 위알도 스테론증에 주의함. 지황을 포함하기 때문에 속이 더부룩 등 증상이 있는 경우도 있음.

약 효[1]

- **마자인, 행인, 도인:** 대변을 부드럽게 하며, 사하(瀉下)함 [윤하(潤下)]
- **대황:** 사하
- **감초:** 완화
- **후박, 기실:** 기를 순환시킴 [이기]
- **지황, 당귀:** 혈을 보충함 [보혈, 자음]
- **황금:** 열을 내림 [청열(淸熱)]

처방에 맞는 변증[2]

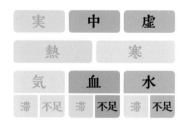

복 증[2]

특정한 복증 없음

암 보조요법에서 사용 가능한 증상 및 사용법

변비(p.136)

대황의 양이 마자인환보다 적기 때문에 천천히 대변을 조절하고 싶은 경우에 유용함.

대건중탕
大建中湯

이런 한약입니다

복부 수술 후 장폐색 예방 및 치료에 사용됩니다. 또 대황이 들어가지 않는 완하제로써도 사용이 가능합니다.

효능·효과

■ 배가 차가우며 통증이 있어, 복부팽만감이 있는 것

■ 복벽과 위장을 이완시키며, 복중에 냉감을 느끼며, 구토, 복부팽만감이 있어, 장 연동 항진과 함께, 복통이 심한 것, 위하수, 위무력증, 이완성 하리, 이완성 변비, 만성복막염, 복통

구성

건강 5.0g, 산초 2.0g, 인삼 3.0g

■ 본 제품 15.0g 중, 상기와 같은 비율로 혼합 한약재 건조 엑기스 1.25g과 교이 10.0g을 함유함.

■ 상기와 같은 혼합 한약재로부터 추출한 대건중탕 수제(水製) 건조 엑기스 2.1g과 교이 20.0g을 함유함.

1일 복용량 (괄호 내는 건조 엑기스 함유량)

■ 15.0g(1.25g), ■ 27.0g(2.1g)

성 상

제형: ■ 과립, ■ 세립

냄새: 특이한 냄새

맛: ■ 단맛과 매움, ■ 단맛

기본 용법·용량 (성인)

보통, 성인 1일 복용량을 2~3번으로 나누어, 식전 혹은 식간에 경구 투여함. 또 연령, 체중, 증상에 따라 수시로 증감함.

부작용

간기능장애, 간질성폐렴.

주 의

간기능장애가 있을 수 있으므로, 수시로 간기능을 체크함. 상용량이 기타 많은 한약제제의 두 배 양이 되는 것을 알아야 함.

약 효[1]

- **산초, 건강:** 따뜻하게 함 [산한(散寒)]
- **인삼:** 기를 보충함 [보기]
- **교이:** 기를 보충함 [보기, 완화(緩和)]

처방에 맞는 변증[2]

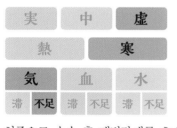

허증으로 수술 후 배변장애를 호소하는 환자

복 증[2]

복벽(腹力)이 얇아 장 연동운동을 볼 수 있는 것 같은 경우

복력 약 　　　　 복력 약

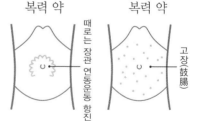

암 보조요법에서 사용 가능한 증상 및 사용법

수술 후 체력 저하(p.103), **변비**(특히 모르핀으로 인한 것)(p.136), **장폐색**(p.140)

인삼양영탕
人蔘養營湯

쯔 ㅋ ㅋㅋ등
108

이런 한약입니다

보중익기탕, 십전대보탕과 함께 "삼대보약(三大補藥)" 중 하나입니다. 인삼을 주약으로 소화기 활동을 개선하여, 전신 영양 상태나 쇠약한 체력을 회복시켜 (= 양영〈養營〉)이란 이름을 짓게 되었습니다. 병후 및 수술 후, 만성질환이나 고령자 허약 등으로 피로 쇠약한 경우에도 사용합니다. 기타 보약에 비해 호흡기증상이라든지 정신신경증상이 있을 때 사용하면 효과적입니다.

효능·효과

쯔 ㅋ 병후 체력 저하, 피로 권태, 식욕부진, 도한, 수족냉증, 빈혈
ㅋㅋ 마르고 안색이 안 좋으며, 미열, 오한, 해수가 나아지지 않고, 권태감이 심해, 식욕부진으로 정신불안, 불면, 도한 등도 있어, 변비 경향이 있는 것, 병후 혹은 산후 체력 증강, 허약체질

구성

지황 4.0g, 원지 2.0g, 당귀 4.0g, 작약 2.0g, 백출 4.0g, 진피 2.0g, 복령 4.0g, 황기 1.5g, 인삼 3.0g, 감초 1.0g, 계피 2.5g, 오미자 1.0g

1일 복용량 (괄호 내는 건조 엑기스 함유량)

쯔 9.0g(6.0g), ㅋ 7.5g(6.7g), ㅋㅋ 15.0g(9.2g)

성 상

제형: 쯔 과립, ㅋ ㅋㅋ 세립
냄새: 특이한 냄새
맛: 쯔 떫고 달음, ㅋ 살짝 쓰고 달음, ㅋㅋ 조금 달음

기본 용법·용량 (성인)

보통, 성인 1일 복용량을 2~3번으로 나누어, 식전 혹은 식간에 경구 투여함. 또 연령, 체중, 증상에 따라 수시로 증감함.

부작용

식욕부진, 위 불쾌감, 오심, 구토, 복통, 설사 등 소화기증상, 위알도스테론증.

주 의

습진, 피부염 등 악화될 가능성이 있음. 감초, 계피, 당귀가 포함됨. 또 지황은 위 연동운동을 억제하기 때문에 약물요법 중, 식욕부진이 있는 경우에는 주의하여 투여함.

약 효[1)]

- **지황, 작약, 당귀:** 혈을 보충하며 순환시킴 [보혈, 활혈]
- **계피:** 기를 순환시켜, 따뜻하게 함
- **복령, 인삼, 진피, 백출, 감초:** 기를 보충하고, 위장기능을 높임 [보기]
- **원지, 오미자:** 지해(止咳), 거담(去痰)
- **황기:** 기운을 냄, 피부를 튼튼하게 함 [보기, 고표]

처방에 맞는 변증[2)]

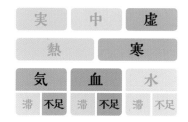

허증으로 빈혈 경향인 전신권태감, 불면, 해수 등 호흡기증상을 호소하는 환자

복 증[2)]

특정한 복증 없음(심하계〈心下悸〉, 복부연약〈腹部軟弱〉)

암 보조요법에서 사용 가능한 증상 및 사용법

전신권태감(p.95), **피로감**(p.100), **빈혈**(p.108), **식욕부진**(p.124), **말초신경장애**(p.153), **해수**(p.177), **암 악액질**(p.193)

맥문동탕
麥門冬湯

쯔 코 J 등
29

이런 한약입니다

맥문동을 주약으로 하기 때문에 맥문동탕이란 이름을 갖게 되었습니다. 가래가 끓는 기침, 마른기침, 나아지지 않는 기침, 콜록콜록 기침하면서 마치 구토할 것 같을 때 사용됩니다. 입마름에 따른 기침이 장기적으로 심하게 지속될 때 유효합니다.

효능·효과

쯔 J 가래가 끓는 기침, 기관지염, 기관지 천식

코 치밀어 오르는 심한 기침이면서 얼굴이 빨개지는 것, 보통 객담은 소량으로 끈적거려 뱉어 내기 어려워, 때로는 객담에 혈액 흔적이 있는 것, 혹은 홍조 때문에 목이 말려 이질감이 있는 것, 기관지염, 기관지 천식, 흉부 질환의 기침

구성

맥문동 10.0g, 대조 3.0g, 갱미 5.0g, 감초 2.0g, 반하 5.0g, 인삼 2.0g

1일 복용량 (괄호 내는 건조 엑기스 함유량)

쯔 9.0g(6.0g), 코 15.0g(9.0g), J 7.5g(5.8g)

성 상

제형: 쯔 J 과립, 코 세립
냄새: 쯔 코 특이한 냄새, J 특이한 방향
맛: 쯔 달음, 코 조금 달음, J 살짝 달고 씀

기본 용법·용량 (성인)

보통, 성인 1일 복용량을 2~3번으로 나누어, 식전 혹은 식간에 경구 투여함. 또 연령, 체중, 증상에 따라 수시로 증감함.

간질성폐렴, 위알도스테론증, 근병증
(저칼륨혈증으로 인한), 간기능장애
(황달), 과민증(약진〈藥疹〉 등).

주 의

감초를 포함하기 때문에 다른 감초가
들어가는 처방과의 병용 시, 위알도스
테론증에 주의해야 함.

약 효[1)]

- **맥문동, 갱미:** 폐를 윤(潤)하게 하여 지해(止咳) 함 [자음·지해]
- **반하:** 거담, 지해
- **인삼, 감초, 대조:** 기를 보충하고, 위장 기능을 높임 [보기]

처방에 맞는 변증[2)]

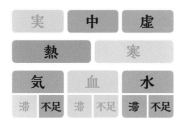

복 증[2)]

특정한 복증 없음(심하비〈心下痞〉,
복부연약〈腹部軟弱〉)

암 보조요법에서 사용 가능한 증상 및 사용법

해수(p.177)

입마름 내 건조, 가래가 지속적으로 끓는 기침, 식욕부진을 동반하는 기침
등에 비교적 장기 처방 가능. 야간에 기침으로 잠을 못자는 경우에는 취침 전
에 복용함.

반하후박탕
半夏厚朴湯

이런 한약입니다

구성되는 한약재 중 반하와 후박의 이름을 받아 지어진 처방입니다. 불안감이 강하고, 목에서 뭔가가 막힌 것 같이 이물감을 느낄 때 사용합니다. 체력 중등도로 신경증 경향이 있으며, 인후두부에 이물감을 호소하는 경우에 효과가 좋습니다. 위식도역류증에 따른 기침, 가래, 인후두부 이상감의 개선 외에도 흡인성 폐렴의 위험을 낮추는 효과가 있습니다.

효능·효과

쯔 기분이 우울할 때, 인후, 식도부에 이물감이 있어, 때로는 심계, 현기증, 구토 등을 동반하는 다음과 같은 여러 증상들: 불안신경증, 신경성위염, 입덧, 기침, 쉰 목소리, 신경성 식도협착증, 불면증

크 기분이 우울할 때, 인후, 식도부에 이물감이 있어, 때로는 심계, 현기증, 구토 등을 동반하는 다음과 같은 여러 증상들: 불안신경증, 신경성위염, 입덧, 기침, 쉰 목소리

코 정신불안이 있어, 인후로부터 흉부까지 막혀 있는 느낌이 있으며, 위부에 정체 팽만감이 있는 것, 평소 소화기능이 안 좋으며, 오심 및 구토를 동반하는 것, 기관지염, 쉰 목소리, 기침발작, 기관지천식, 신경성 식도협착, 위약, 심장천식, 신경증, 신경쇠약, 공포증, 불면증, 입덧, 기타 구토증, 갱년기 신경증, 부종, 신경성 두통

구성

쯔 코 반하 6.0g, 소엽 2.0g, 복령 5.0g, 생강 1.0g, 후박 3.0g
크 반하 6.0g, 복령 5.0g, 후박 3.0g, 소엽 2.0g, 생강 1.3g

1일 복용량 (괄호 내는 건조 엑기스 함유량)

쯔 7.5g(2.5g), 크 (세립) 6.0g(1.5g), (정제] 12정(1.5g), 코 6.0g(2.2g)

성 상

제형: 쯔 과립, ㅋ 세립, 정제, 코 세립
냄새: 특이한 냄새
맛: 쯔 달고 매움, ㅋ 살짝 달고 매음, 코 조금 씀

기본 용법·용량 (성인)

보통, 성인 1일 복용량을 2~3번으로 나누어, 식전 혹은 식간에 경구 투여함. 또 연령, 체중, 증상에 따라 수시로 증감함.

부작용

과민증(발진, 발적, 가려움증).

주 의

감초를 포함하기 때문에 다른 감초가 들어가는 처방과의 병용 시, 위알도스테론증에 주의해야 함.

약 효[1]

- **반하, 생강, 후박, 소엽:** 기를 순환시킴 [이기]
- **복령:** 신경을 안정시킴, 수분 분포 조절 [안신(安神), 이수]

처방에 맞는 변증[2]

実		**中**		**虛**	
熱			寒		
気		血		**水**	
滞	不足	滞	不足	**滞**	不足

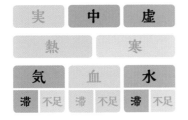

복 증[2]

복력 약간 약

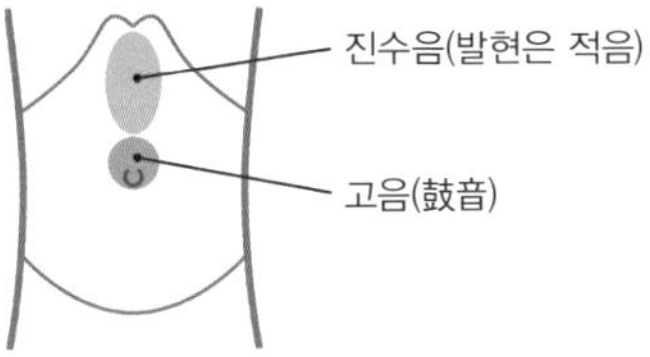
진수음(발현은 적음)
고음(鼓音)

암 보조요법에서 사용 가능한 증상 및 사용법

식욕부진(억울 인한 것)(p.124), **해수**(p.177), **불면**(p.187), **우울증상**(p.187)
암진단 결과를 알리거나, 혹은 암치료 중, 여러 고민 때문에 인후부에 이물감을 호소하거나 기침 및 가래가 지속하는 경우, 하루 3번 투여를 시도함.

반하사심탕
半夏瀉心湯

이런 한약입니다

주약인 반하와 "명치의 답답함을 제거한다"라는 듯을 가진 "사심(瀉心)"이라는 어원을 조합해서 나온 처방명입니다. 체력 중등도로 심하부(心窩部)의 답답함, 오심 및 구토, 식욕부진, 장명음(배에서 나는 소리로 복중뇌명〈腹中雷鳴〉), 묽은 변 및 설사가 있는 경우에 효과가 있습니다. 구내염이나 소화관 점막염(급성 및 만성위염)으로 인한 여러 증상(오심, 구토, 설사 등)에 사용합니다.

효능·효과

쯔 ㅋ 명치의 답답함, 때로는 오심 및 구토가 있어, 식욕부진으로 장명음이나, 묽은 변 혹은 설사 경향이 있는 다음과 같은 여러 증상들: 급성 및 만성위장카타르, 설사, 소화불량, 위하수, 신경성위염, 위약, 숙취, 트림, 가슴 쓰림, 구내염, 신경증

코 위부가 답답하며, 오심 및 구토가 있으며, 식욕부진으로 설태나 위부에 수분 정체감이 있어, 장명음이 동반된 설사 혹은 묽은 변이나 점액변을 배출하는 것. 급성 및 만성위장카타르, 설사, 소화불량, 구내염, 입덧

구성

쯔 코 반하 5.0g, 황금 2.5g, 건강 2.5g, 감초 2.5g, 대조 2.5g, 인삼 2.5g, 황련 1.0g
ㅋ 반하 5.0g, 황금 2.5g, 생강 2.5g, 인삼 2.5g, 감초 2.5g, 대조 2.5g, 황련 1.0g

1일 복용량 (괄호 내는 건조 엑기스 함유량)

쯔 7.5g(4.5g), ㅋ 〈정제〉 18정(3.8g), 〈세립〉 6.0g(3.8g), 코 7.5g(5.0g)

성 상

제형: 쯔 과립, ㅋ 세립, 정제, 코 세립
냄새: 쯔 코 특이한 냄새, ㅋ 냄새는 거의 없거나 미세하고 특이한 냄새

맛: 〓 살짝 달고 매움, 〓 첫맛은 달고 뒷맛은 매움, 〓 조금 달고 매움

기본 용법·용량 (성인)

보통, 성인 1일 복용량을 2~3번으로 나누어, 식전 혹은 식간에 경구 투여함. 또 연령, 체중, 증상에 따라 수시로 증감함.

부작용

간질성폐렴, 위알도스테론증, 근병증, 간기능장애, 과민증.

주 의

감초를 포함하기 때문에 다른 감초가 들어가는 처방과의 병용 시, 위알도스테론증에 주의해야 함.

약 효[1]

- **반하:** 기를 순환시켜 항구토, 연동을 촉진 [이기]
- **황금, 황련:** 열을 내림, 진정 [청열(淸熱)]
- **건강:** 따뜻하게 함 [산한(散寒)]
- **대조, 감초, 인삼:** 기를 보충하고 위장 기능을 높임 [보기]

처방에 맞는 변증[2]

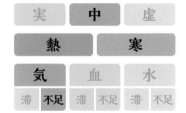

복 증[2]

복력 중등도

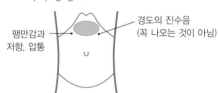

팽만감과 저항, 압통

경도의 진수음 (꼭 나오는 것이 아님)

암 보조요법에서 사용 가능한 증상 및 사용법

식욕부진(p.124), **설사**(p.130), **구내염**(p.144), **불면**(p.187)

특히 이리노테칸(TOPOTECIN®, CAMPTO®)으로 지연성(遲発性) 설사에 대해서는 중증화되기 전에 미리 투여함.

약물요법으로 인한 구내염에는 내복 외, 구강 내 국소 부위에 바르거나 10~30초간 가글 후 복용해도 됨. 국소 부위 바르고 구강 케어용 젤을 사용하는 방법도 있음.

보중익기탕
補中益氣湯

이런 한약입니다

인삼양영탕, 십전대보탕과 같이 "삼대보약(三大補藥)" 중 하나로써 "의왕탕(醫王湯)"이라고도 불립니다. 소화흡수 기능을 보충하여, 원기를 활성화시키는 작용이 있으므로, 기력저하가 먼저 나타나며, 식욕부진, 피로감, 전신권태감을 호소하는 경우 사용합니다. 아토피성 피부염의 외용약 사용량을 감소시키거나 허약 고령자의 삶의 질을 개선시키는 효과도 있다고 합니다. 암치료에 있어서는 약물요법 부작용에 따른 삶의 질 저하나 침습적 수술에 대한 전신 염증반응을 줄이는 목적으로 사용합니다.

효능·효과

쯔 소화기능이 떨어져, 사지 권태감이 심한 허약체질 사람들의 다음과 같은 여러 증상들: 더위 먹음, 병후 체력 증강, 결핵증, 식욕부진, 위하수, 감기, 치질, 탈항(脫肛), 자궁하수, 발기부전, 반신불수, 다한증

ㅋ 기운이 없어 위장 활동이 약해지고, 쉽게 피곤해지는 다음과 같은 여러 증상들: 허약체질, 피로 권태, 병후 쇠약, 식욕부진, 식은땀

구성

쯔 황기 4.0g, 대조 2.0g, 창출 4.0g, 진피 2.0g, 인삼 4.0g, 감초 1.5g, 당귀 3.0g, 승마 1.0g, 시호 2.0g, 생강 0.5g

ㅋ 인삼 4.0g, 백출 4.0g, 황기 4.0g, 당귀 3.0g, 대조 2.0g, 시호 2.0g, 감초 1.5g, 생강 0.5g, 승마 1.0g, 진피 2.0g

1일 복용량 (괄호 내는 건조 엑기스 함유량)

쯔 7.5g(5.0g), ㅋ 7.5g(6.4g)

성 상

제형: 쯔 과립, ㅋ 세립

냄새: 특이한 냄새

맛: 쯔 살짝 달음, 크 살짝 달고 씀

기본 용법·용량 (성인)

보통, 성인 1일 복용량을 2~3번으로 나누어, 식전 혹은 식간에 경구 투여함. 또 연령, 체중, 증상에 따라 수시로 증감함.

부작용

간질성폐렴, 위알도스테론증, 근병증, 간기능장애, 과민증, 소화기증상.

주 의

감초를 포함하기 때문에 다른 감초가 들어가는 처방과의 병용 시, 위알도스테론증에 주의해야 함.

약 효[1)]

- **황기:** 피부를 튼튼하게 함, 기운을 냄 [보기, 고표]
- **시호, 승마:** 기를 올리며, 활력 및 긴장을 회복 [승제(升提)]
- **인삼, 감초, 생강, 창출, 진피, 대조:** 기를 보충하고, 위장 기능을 높임 [보기]
- **당귀:** 혈을 보충하며, 순환시킴 [보혈, 활혈]

처방에 맞는 변증[2)]

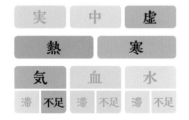

복 증[2)]

복력 약

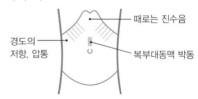

암 보조요법에서 사용 가능한 증상 및 사용법

전신권태감(p.95), **피로감**(p.100), **수술 후의 체력 저하**(p.103), **식욕부진**(p.124), **구내염**(p.144), **대상포진 후 신경통**(p.158), **암 악액질**(p.193)

약물요법, 수술, 방사선요법으로 인한 삶의 질(QOL) 저하를 경감하기 위해, 치료 시작 혹은 치료 전부터 투여를 시작함. 특히 치료로 기력 저하나 피로감이 심할 때 사용함. 미각장애에도 사용 가능함.

마자인환
麻子仁丸

쯔 코 오

126

이런 한약입니다

윤장탕(p.72)과 같이 토끼똥처럼 동글동글한 변을 보며, 변비와 복부팽만감을 호소하는 환자에게 사용합니다. 여러 완하제를 처방하지 않고, 마자인환만으로 가능한 것도 있습니다.

고령 암환자의 변비에 첫 번째 선택약이 됩니다. 윤장탕에 비해, 대황의 양이 많아, 배변을 촉진하는 것을 주 치료 목적으로 하고 싶은 경우에 사용할 수 있습니다. 또는 감초를 포함하지 않아, 위알도스테론증에 신경을 쓰지 않아 사용 가능하며, 기타 감초를 포함하는 한약을 병용하는 경우에도 쉽게 사용할 수 있습니다.

효능·효과

쯔 오 변비

코 상습변비, 급성변비, 병후변비, 변비에 따른 치핵, 위축신(萎縮腎)

구성

마자인 5.0g, 행인 2.0g, 대황 4.0g, 후박 2.0g, 기실 2.0g, 작약 2.0g

1일 복용량 (괄호 내는 건조 엑기스 함유량)

쯔 7.5g(2.25g), **코** 6.0g(2.8g), **오** 6.0g(2.6g)

성 상

제형: **쯔 오** 과립, **코** 세립

냄새: 특이한 냄새

맛: **쯔** 쓰고 떫음, **코** 조금 맵고 조금 씀, **오** 쓰고 떫음

기본 용법·용량 (성인)

보통, 성인 1일 복용량을 2~3번으로 나누어, 식전 혹은 식간에 경구 투여함. 또 연령, 체중, 증상에 따라 수시로 증감함.

부작용

식욕부진, 복통, 설사 등 소화기 증상.

주 의

대황의 양이 윤장탕보다 많으며, 연변 및 설사가 쉽게 생길 수도 있어 주의해야 함. 대황 반응에는 개개인 차이가 있어, 주의 깊은 추적 조사가 필수.

약 효[1)

- **마자인, 행인:** 윤하(潤下) [부드럽게 하여 사하(瀉下)함]
- **작약:** 혈을 보충하며, 긴장을 완화
- **대황:** 사하
- **후박, 기실:** 기를 순환시킴 [이기]

처방에 맞는 변증[2)

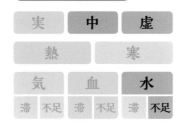

복 증[2)

특정한 복증 없음

암 보조요법에서 사용 가능한 증상 및 사용법

변비(p.136)

억간산

抑肝散

이런 한약입니다

한의학은 오장에 대해 감정과 관련이 있다고 하며, "간"은 흥분을 담당합니다. 정신활동을 담당하는 "간"의 흥분을 억제한다는 효능 때문에 그 이름을 짓게 되었습니다. 초조성 흥분이나 불면, 섬망 등에 사용됩니다. 수술 후 섬망을 억제할 뿐만 아니라 치매의 행동심리 증상들을 줄이는 효과도 있습니다.

효능·효과

허약한 체질로 신경이 예리한 다음과 같은 여러 증상들: 신경증, 불면증, 소아 야제증(夜啼證), 소아 감병(疳病)

구성

쯔 창출 4.0g, 복령 4.0g, 천궁 3.0g, 조구등 3.0g, 당귀 3.0g, 시호 2.0g, 감초 1.5g

오 당귀 3.0g, 복령 4.0g, 조구등 3.0g, 시호 2.0g, 천궁 3.0g, 감초 1.5g, 백출 4.0g

1일 복용량 (괄호 내는 건조 엑기스 함유량)

쯔 7.5g(3.25g), 오 7.5g(3.7g)

성상

제형: 과립

냄새: 쯔 특이한 냄새, 오 미세한 냄새

맛: 쯔 살짝 달고 떫음, 오 조금 달고 떫음

기본 용법·용량(성인)

보통, 성인 1일 복용량을 2~3번으로 나누어, 식전 혹은 식간에 경구 투여함. 또 연령, 체중, 증상에 따라 수시로 증감함.

간질성폐렴, 위알도스테론증, 근병증, 심부전, 간기능장애, 과민증, 소화기 증상, 졸림.

주 의

감초를 포함하기 때문에 다른 감초가 들어가는 처방과의 병용 시, 위알도스테론증에 주의해야 함.

약효[1]

당귀, 천궁: 혈을 보충하고, 혈을 순환시킴 [보혈, 활혈]
감초, 창출, 복령: 위를 튼튼하게 하여 장을 조절함
시호: 간의 기능 실조를 조절함 [소간(疏肝), 청열]
조구등: 흥분을 진정시킴 [식풍(熄風)]

처방에 맞는 변증[2]

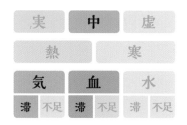

복 증[2]

복력 중등도

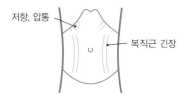

저항, 압통
복직근 긴장

암 보조요법에서 사용 가능한 증상 및 사용법

대상포진 후 신경통(p.158), **암성통증**(p.182), **불면**(p.187)
입원 중, 수술 후나 약물요법 중에 생기는 섬망에도 사용됨. 치료 도중 짜증 감이나 가족 주변 사람들에 대한 공격성이 있을 때도 사용됨.

육군자탕

六君子湯

이런 한약입니다

구성되어 있는 성분 중 6종 한약재를 군자(君子)에 비유하여, 그 이름을 짓게 되었습니다. 식욕부진을 비롯해 다양한 상부 소화관 증상에 사용되며, 가장 근거가 있는 한약이기도 합니다. 위 배출 기능이나 적응성 이완의 촉진, 위식도역류 증상 개선, 위점막 방어작용, 항우울, 식욕 증가 작용을 가진 그렐린 분비촉진 및 혈중농도 상승작용, 경구 철제 소화기계 부작용 경감 등 많은 효능들이 있습니다.

효능·효과

위장이 약하고, 식욕이 없으며, 명치가 답답하고, 쉽게 피곤해지며, 빈혈성으로 수족냉증이 쉽게 발생되는 다음과 같은 여러 증상들: 위염, 위무력증, 위하수, 소화불량, 식욕부진, 위 통증, 구토

구성

쯔 창출 4.0g, 대조 2.0g, 인삼 4.0g, 진피 2.0g, 반하 4.0g, 감초 1.0g, 복령 4.0g, 생강 0.5g

ㅋ 코 인삼 4.0g, 백출 4.0g, 복령 4.0g, 반하 4.0g, 진피 2.0g, 대조 2.0g, 감초 1.0g, 생강 0.5g

1일 복용량 (괄호 내는 건조 엑기스 함유량)

쯔 7.5g(4.0g), ㅋ 6.0g(4.1g), 코 9.0g(5.5g)

성상

제형: 쯔 과립, ㅋ 코 세립
냄새: 특이한 냄새
맛: 쯔 달음, ㅋ 살짝 쓰고 달음, 코 달고 씀

기본 용법·용량(성인)

보통, 성인 1일 복용량을 2~3번으로 나누어, 식전 혹은 식간에 경구 투여함. 또 연령, 체중, 증상에 따라 수시로 증감함.

부작용

위알도스테론증, 근병증, 간기능장애, 과민증, 소화기증상.

주 의

감초를 포함하기 때문에 다른 감초가 들어가는 처방과의 병용 시, 위알도스테론증에 주의해야 함.

약효[1)]

인삼, 감초, 창출, 복령, 대조, 생강: 기를 보충하여, 위장 기능을 높임 [보기]

반하, 진피: 위장 운동을 활성화함 [이기(理氣), 항구토(抗嘔吐)]

처방에 맞는 변증[2)]

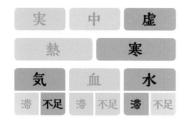

복 증[2)]

복력 약

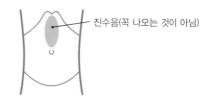

진수음(꼭 나오는 것이 아님)

암 보조요법에서 사용 가능한 증상 및 사용법

전신권태감(p.95), **피로감**(p.100), **오심 및 구토**(p.119), **식욕부진**(p.124), **설사**(p.130), **구내염**(p.144), **우울증상**(p.187), **암 악액질**(p.193)

시스플라틴(RANDA®, BRIPLATIN®) 등으로 오심 및 구토, 식욕부진 삶의 질(QOL) 저하를 개선. 특히 강한 항구토제를 사용한 후, 약물요법 시작 6일째 이후 식욕부진에 대해 사용함. 다음 주기까지 계속해서 투여 가능. 우울증 완화 작용도 있음.

여러 한약 처방 병용

한의학은 하나의 한약제제로 여러 증상에 대응 가능하다는 점이 장점입니다. 예를 들어 수술 후 체력 저하에 대건중탕 그 이후 약물요법으로 전신권태감에 십전대보탕이나 보중익기탕 더불어 식욕부진이 있을 경우라면 육군자탕 등을 자꾸 추가해야 한다고 생각할 수 있습니다. 그러나 "추가한다"라는 생각부터 "병태는 변화되며, 한약 처방도 자유자재로 변한다"라는 이해가 더 적절합니다. 즉 기본은 하나의 한약으로 하며, 그때 가장 환자에게 필요한 것(개입)은 무엇인가를 생각해서, 그에 맞는 최적 한약으로 줄이는 것이 중요합니다. 이런 생각이 있으면 "여러 처방 사용하는 한약 약물과다복용"은 피할 수 있습니다.

먼저 하나의 한약으로 경과를 보는 것이 일반적입니다만, 2가지 처방을 병용할 때도 있습니다. 실제로 보험진료 상, 복수 한약 병용에는 제한이 있습니다. 지역에 따라 약간 차이가 보입니다만, 급여로는 보통 2제까지 병용이 인정되어 있습니다. 그러나 장기간에 걸쳐 2가지 한약을 계속 병용한다거나 3가지 한약을 병용해 버리면, 보험 사정에 걸릴 수도 있습니다. 이는 감초 등의 한약 처방을 병용하여 사용 시 부작용(위알도스테론증)이나 간기능장애 등(p.38)이 우려되는 것이 이유라고 생각됩니다. 그래서 여러 한약을 병용하는 경우, 예를 들어 하루 3회 복용이 사용량인 한약이라면 하루에 2회로 감량한다 등의 대응이 필요합니다. 더불어 저령탕합사물탕이나 복령음합반하후박탕 등 1제가 이미 합방(合方)이 되어 있는 한약 엑기스제제는 임상적으로도 유용합니다. 시박탕(柴朴湯)(소시호탕합반하후박탕〈小柴胡湯合半夏厚朴湯〉)이나 시령탕(柴苓湯)(소시호탕합오령산〈小柴胡湯合五苓散〉)도 한약이 합해진 처방입니다.

제 3 장

증례로 본
암 보조요법

- -

제3장에서는 암치료 중에 생기는 다양한 증상에 대해, 원인이나 발현 시기, 한약을 사용하지 않는(주로 양방에서의) 치료법을 이해하며, 한약을 사용한 치료법을 증례로 제시하면서 해석하고자 합니다. 또 임상에서 사용할 수 있는 요점도 소개하고 있으니, 도움이 되었으면 합니다.

1 전신권태감, 피로감, 수술 후 체력 저하

대표적 한약

- 빈혈이 있는 전신권태감에는 ····················· 십전대보탕(p.70)
- 기력이 부족하여, 피로감이 심할 때는 ·········· 보중익기탕(p.84)
- 불안감이나 기침이 있을 때는 ···················· 인삼양영탕(p.76)

전신권태감은 작업 및 동작에 상관없이 "몸이 나른하다"라고 하는 증상입니다. 한편 피로감은 평소 하던 작업 및 동작에서 "쉽게 피곤해진다(이피로감⟨易疲勞感⟩)" "휴식을 취해도 피곤함이 풀리지 않는다"는 것입니다. 각각 차이는 있지만, 실제 임상에서 이들을 구분하기는 어렵습니다. 또는 이들과 비슷한 증상으로 수술 후에 발생하는 체력 저하도 암치료에 있어서는 흔하게 볼 수 있습니다. 그래서 본 파트에서는 세 가지 증상을 정리해서 해석하고자 합니다.

1. 전신권태감

> 원 인 항암화학요법, 방사선요법, 수술, 암 진행 등으로 인한 영양불량, 대사이상
>
> 발현시기 항암화학요법 투여 직후부터 약 1주 후. 이후 투여 주기를 거듭할 때마다 심해지는 것이 많습니다.

● 어떤 증상?

"몸이 나른하고 아무것도 하고 싶지 않음" "바로 눕고 싶은 지경" 등으로 표현되는 자각증상입니다. **항암화학요법 중에 쉽게 볼 수 있으며, 기타 방사선요법이나 외과수술 후 회복기에도 볼 수 있습니다. 전신권태감은 어떤 동작 후에 느끼는 신체적인 피로감과 달리, 딱히 아무 일을 하지 않아도 느끼는 귀찮음입니다.** 전신권태감의 원인으로는 암 자체에 의한 것, 암 치료로 인한 신체적인 것뿐만 아니라, 정신적인 원인도 많은 것이 특징입니다. 또 전신권태감은 졸림과 관련됩니다. 여러분 중에서도 화분증(꽃가루 알러지)으로 항히스타민약을 복용한 분들이 많을 거라 생각됩니다. 그때 "콧물은 멈추지만, 몸이 나른하고 졸려서 아무것도 할 수 없다"라는 경험이 있는 분도 있을 것입니다. 그것도 역시 전신권태감 중 하나입니다.

　왜 항암화학요법으로 전신권태감이 생기는지는 불분명하지만, 동시에 경험하는 오심, 설사, 빈혈, 발열, 통증 등 증상이라든지 감염증, 갑상선기능 저하증 등 내분비질환 및 간기능장애, 전해질 이상 등 병태가 복잡하게 같이 있는 경우가 많습니다. 특히 증상이 쉽게 나오는 약제는 표 3-1-1로 정리했습니다. 이런 약제를 포함하는 요법(regimen)도 마찬가지입니다. 기타 많은 항암화학요법 시 전신권태감 및 피로감이 생깁니다. 또

표3-1-1   전신권태감을 잘 유발하는 약제 예

- 시클로포스파미드 Cyclophosphamide(ENDOXAN®)
- 도세탁셀 Docetaxel(TAXOTERE® 등)
- 시스플라틴 Cisplatin(RANDA®, BRIPLATIN® 등)
- 카보플라틴 Carboplatin(PARAPLATIN®)
- 레고라페닙 Regorafenib(STIVARGA®)

환자가 전신권태감 및 피로감을 호소하는 경우에는 심각한 간기능 이상
인 경우가 있어, 되도록 병원에서 혈액검사 등을 받도록 하는 것이 좋습
니다.

● **일반적 치료법**

여러 가지 요소들이 복잡하게 얽혀 있어, 양방에서는 전신권태감 개선
에 효과적인 치료법은 아직 없습니다. 수면과 휴식, 수분이나 영양보급,
마사지나 가벼운 운동, 그리고 정신적인 스트레스 해소와 이완요법 등이
주로 이용됩니다. 그러나 이런 방법은 정상인에게는 효과적일 수 있지만,
암이 진행 중이거나 항암화학요법을 받는 환자에게는 큰 효과를 기대할
수 없습니다. 비타민제나 항우울약 등을 처방하는 경우도 있지만, 유효성
은 증명되지 않았습니다.

● **한약 치료방법과 근거**

양방에서 대처할 수 없는 증상이야 말로 한약 활용이 가능하다는 생
각이 중요합니다. 한약에서는 **효능 및 효과에 전산권태감(피로+권태)이 기재되
어 있는 십전대보탕이 먼저 떠오릅니다.** 이 제제의 "십전(十全)"이라는 말은 원
래 "충분하다"라는 의미를 가집니다. 한의학적으로 "혈(血)"을 보충하는
"보혈약"인 "사물탕"과 "기(氣)"를 보충하는 "사군자탕"에 (이들 8가지 한
약재 조합은 "팔진탕(八珍湯)" 또는 "팔물탕(八物湯)"이라 부릅니다) 황기

표3-1-2   츠다 겐센(津田玄仙)《요치다담(療治茶談)》책에서 보중익기탕 적응

①손발의 권태감, 탈력감　　　②목소리에 힘이 없음
③눈에 힘이 없음　　　　　　④입 안에 침이 고임
⑤식욕이 없으며, 음식 맛을 잘 모름　⑥뜨거운 음식을 선호
⑦배꼽 주변 두근거림[動悸]　⑧맥이 풀려 힘이 없음

(보기작용)와 계피(보양작용)를 더한 것이 십전대보탕입니다. (4+4+2=10
이 되는 거지요) 이와 같이 **혈(血)과 기(氣) 모두 부족한 상태에서 십전대보탕을
사용합니다. 혈허 증상은 빈혈, 피부건조, 기허 증상은 전신권태감뿐만 아니라 식욕
부진, 피로감 등이 있습니다.** 근거로써는 **무작위대조국임상시험(RCT)에서 항암화
학요법 시 부작용경감,**[1] **특히 백혈구감소경감,**[2] **진행성 유방암 환자에서 생존기간
연장**[3] **등이 보고되었습니다.**

　또는 **전신권태감에 피로감이 심한 경우에는 기허에 중점을 둔 보중익기탕이 권
장됩니다.** 츠다 겐센(津田玄仙)은 《요치다담(療治茶談)》이라는 책에서 보
중익기탕 적응병태 및 증상을 8개 항목으로 정리하였습니다. (표3-1-2)
이런 증상들은 보중익기탕을 전신권태감에 사용하는 요점입니다.[4] 보중
익기탕 작용기전으로서 실험적으로 스트레스 부담으로 이감염성(易感染
性)을 경감시킨다고 밝혀졌지만,[5] 전신권태감을 개선하는 작용기전에 대
해서는 불분명한 점들이 많습니다.

　이외에 **전신권태감(피로, 권태)에 효능 및 효과가 있는 것으로 인삼양영탕이 있
습니다. 부인과 암치료 중 수술만 시행한 환자보다 항암화학요법이나 방사선요법을
병용한 환자에게 특히 인삼양영탕에 의한 전신권태감 등의 전반적 개선도가 유의
하게 나타났다**는 무작위대조군임상시험이 있습니다.[6] 인삼양영탕에는 정신
안정작용이나 진해(鎭咳) 작용 등이 있는데, 다른 보하는 약제(보제, 補
劑)에는 없는 작용으로 인삼양영탕 사용 요점이 됩니다. 또 가미귀비탕,
육군자탕에 대한 무작위대조군임상시험은 없으나 사용목표(변증)에 전신

권태감이 포함되어 있으므로, 임상적으로 사용 가능한 처방입니다.

Case 식도악성흑색종(30대 여성)

■ 시행한 암치료와 증상

간으로 전이되었기 때문에 DAV-Feron(DTIC, ACNU, VCR, IFN-β)요법 후, 항PD-1항체약 [니볼루맙nivolumab(OPDIVO®)]를 2주마다 투여하였다. 투여 후 전신권태감으로 힘들다고 호소한다.

■ 한약

쯔무라 십전대보탕 7.5g/일(분3·식전) * 14일치

■ 한약 투여 후 경과

전신권태감, 빈혈, 피부건조의 증상 개선을 목표로, 또 종양 면역 증진이라는 작용 기전으로 투여했더니, 투여를 안했던 주기와 비교 시 전신권태감이 현저하게 개선되어 줄어들었다.

Case 전립선암(80대 남성)

■ 시행한 암치료와 증상

70대에 전립선암 때문에 전립선 적출 수술을 받았다. 1년 후에 다발성 골전이(骨轉移)가 생겨 호르몬요법을 받았으나 재발하였다. Docetaxel(TAXOTERE®) 링거를 맞았지만 호중구감소와 전신권태감이 심하며, 하지 부종도 생겼다.

■ 한약

쯔무라 십전대보탕 7.5g/일(분3·식전) * 14일치

■ 한약 투여 후 경과

약 14일간 투여 후 전신권태감이 개선되었다. 그 후 도세탁셀(Docetaxel) 투여 반응이 부적절하여, Enzalutamide(XTANDI®) 160mg/일(표준량) 시작하였다. 십전대보탕을 그대로 병용했을 때, 전신권태감이 전혀 없으며 엔잘루타미드(Enzalutamide) 투여 지속이 가능하였다. 표준량을 투약할 수 있으므로, 200ng/mL전후로 용량을 높였다. PSA수치는 빠르게 정상으로 되었으며, 4년이 지난 현재도 측정시 정상을 유지하고 있다. 그러나 뼈 스캔에서는 척추 뼈전이(골전이)가 남아 있어, 현재도 엔잘루타미드와 십전대보탕을 병용하고 있다.

■ 사용 시 요점

양방과 마찬가지로 혹은 그 이상으로 한방에서도 문진(問診)이 중요합니다. "몸이 나른하다"라고 호소하더라도 잘 문진을 하면 "하반신에 힘이 안 들어간다" "아침부터 몸이 나른하다" "집중력이 금방 떨어진다" 등 다양한 자각증상이 있는 것이 드러납니다. 또 언제부터 전신권태감이 있는지(주 단위인지 월 단위인지 등) 식욕, 배변통, 배뇨, 수면, 하루 어떻게 지내는지 여부(활동도) 등을 물어봄으로써 처방의 힌트를 얻을 수 있습니다.

외래에서는 환자가 진찰실로 들어올 때 자세, 보행, 얼굴 표정 등 관찰하며, 와상(臥床) 중인 입원 환자에게는 첫 대면 시 말을 걸었을 때 반응을 관찰합니다. 그리고 모발부터 두부(頭部), 경부(頸部), 흉부(胸部), 배부(背部), 복부(腹部), 사지(四肢), 피부, 손톱 등을 세밀히 진찰합니다. 그중에서도 복부 진찰 소견을 중요시하고 처방을 결정합니다.

2. 피로감

원인 항암화학요법, 방사선요법, 수술, 암 진행, 영양불량, 전해질 이상 등

발현시기 항암화학요법에서는 투여 직후부터 1주일 정도

● 어떤 증상?

여러분들도 어떤 작업이나 운동을 하고 난 후 피로감을 느낄 때가 있겠지만, 휴식이나 수면을 취하거나 영양보급을 하면 피로감이 풀릴 수 있습니다. 이는 정상인이라면 당연히 경험하는 피로감입니다. 기분 좋은 피로감은 오히려 양질의 수면으로 이어질 수 있습니다. 그러나 **암환자가 경험하는 피로감(암 관련 피로감)은 휴식이나 영양보충으로 회복되지 않는 경우가 많으며, 무엇을 해도 귀찮아하며, 삶의 질이 낮아집니다.**

피로감은 전신권태감과 같이 항암화학요법이나 방사선요법 후에 주로 나타납니다. **발생기전에는 불분명한 점이 많지만, 암세포에서 생산되는 염증성 사이토카인(cytokine)의 관여가 의심되고 있습니다.** 암과 염증에는 깊은 관계가 있으며, 암은 만성 염증이라고 할 수 있습니다. **항암화학요법 등으로 암세포가 파괴되면 더욱 염증성 사이토카인이 혈중에 방출되어 증상이 악화됩니다. 암이 진행 중인 환자들은 감염증 등이 없어도 열이 나거나(종양 열), 혈액검사에서 염증 반응 수치(CRP 등)가 높아질 수 있습니다.** 염증성 사이토카인은 암 악액질(p.193 참조)을 발생시키며, 암환자의 체력을 소모시키는 중요한 원인입니다.

피로감을 잘 유발하는 항암화학요법 약제는 전신권태감이 생기기 쉬운 약제(표3-1-1)와 같습니다.

일반적 치료법

해외에서는 이러한 암 관련 피로감에 대해 적절한 운동요법이나 인지행동요법, 심리사회적 보조, 마음챙김(mindfulness) 등 심신(心身) 자가조정 방법들이 행해지고 있습니다.[7] 염증성 사이토카인에 대한 항체약 등도 개발되었지만, 암환자 피로감에 대한 유효성 검증은 아직까지 연구 단계에 있습니다.

한약 치료방법과 근거

피로감을 "기허"라고 진단하여, 기를 보충하는 보약인 보중익기탕을 자주 사용합니다. 보중익기탕에 대해서는 "1. 전신권태감" 파트에서 기술하였지만, **암 관련 피로감에 대해여 일본에서 행해진 한약제제를 사용한 무작위대조국임상시험에 의하면, 보중익기탕 투여군에서 투여 전후에서 그리고 비투여군에 비해, 피로감이 유의하게 개선하였다**는 보고가 있습니다.[8] 또 단미(單味) 한약재 가운데, 미국 인삼을 활용한 무작위대조군임상시험에서 유의하게 피로감이 경감되었다는 결과가 보고되었습니다.[9] 한편 인삼(panax ginseng)에서 위약(placebo)과 유의한 차이가 없다는 보고가 있지만,[10] 메타분석에서는 안전성이 높으며, 일정한 유효성이 있다고 평가되었습니다.[11] 피로감을 목표로 사용하는 다른 한약으로는 십전대보탕, 인삼양영탕, 육군자탕을 임상적으로 활용할 수 있습니다.

Case **유방암**(40대 여성)

▌시행한 암치료와 증상

좌측 유방암 때문에 유방전절제술+유방재건술을 받았다. 수술 후 호르몬요법[Tamoxifen(NOLVADEX®) 20mg/일]을 받았으나 일하는 중(자영업) 피로감이 강해, 일 끝나고 휴식을 취해도 피로감이 풀리지 않는다.

▌한약

쓰무라 보중익기탕 7.5g/일(분3·식전) * 14일치

▌한약 투여 후 경과

투여 후 2주 만에 피로감이 개선되어, 낮 동안 편히 일을 볼 수 있게 되며, 4주 후에는 피곤해도 휴식을 취하면 회복될 정도가 되었다. 2년 지난 현재 보중익기탕 (5.0g/일)으로 경과 관찰 중에 있다.

▌사용 시 요점

"전신권태감"의 사용 시 요점(p.95)을 참조.

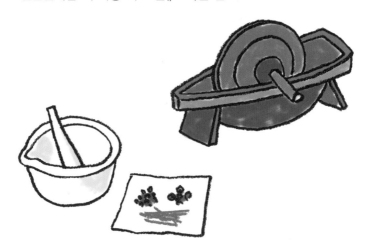

3. 수술 후 체력 저하

> **원 인** 암수술 후
>
> **발현시기** 암수술 후 1개월~1년경

● 어떤 증상?

암수술 후 체력 저하는 합병증 증가나 암 재발과 관련이 있습니다. 또 수술 후에는 통증, 해수, 장폐색, 섬망, 부종, 이상 발한, 식욕부진 등 다양한 증상들이 나오기 쉽습니다. 특히 입원 생활 및 와상(臥床) 기간이 길어지면, 근력저하, 불용성 근위축 등, 일상생활 활동(activities of daily living, ADL)에 영향을 주게 됩니다.

수술 후에는 큰 스트레스가 발생하여 체내에서 염증성 사이토카인이 나오게 됩니다.[12]

이 염증성 사이토카인으로 피로감이 발생합니다. 또 수술 후 와상(臥床)이나 안정으로 근력이 저하되는 것도 원인 중 하나라고 생각됩니다.

● 일반적 치료법

양방에서는 재활의 적극적 도입 외에는 거의 대응책이 없습니다. 암 재활은 특히 최근에 적극적으로 행해지고 있습니다.

● 한약 치료방법과 근거

"수술 후 체력 저하"라는 것은 막연한 표현이지만, 심신이 약한 상태는 허(虛)하다고 진단되어, 한약 중 보하는 약을 사용해야 합니다. 수술 후 합병증 예방을 고려해서 수술 전부터 한약제제를 시작하는 경우도 있습니다.

무작위대조군임상시험을 통해 근거가 검증된 한약제제도 있습니다. **간**

표3-1-3 수술 후에 사용하는 한약

수술 후 전반적인 회복	보중익기탕, 십전대보탕, 인삼양영탕
수술 후 상처 통증 대책	작약감초탕
수술 후 섬망	억간산
수술 후 간기능장애	인진호탕

(肝)절제 수술 후 대건중탕의 투여는 염증 반응 억제, 장 연동(蠕動)운동 촉진 및 초기 경구 섭취 시작 등에 효과가 있습니다.[13] 이외 실제 임상에서는 수술 후 면역능력 회복에 보중익기탕이나 십전대보탕, 수술 후 창상 부분 통증 대책으로 작약감초탕, 수술 후 섬망에 억간산, 수술 후 간(肝)기능 장애에 인진호탕 등의 효과가 보고되었습니다.[14] (표3-1-3) 수술 후 대책으로 한의약은 다양한 가능성을 가지고 있습니다.

Case 대장암(60대 여성)

시행한 암치료와 증상

하혈을 계기로 면밀히 살펴본 결과, 진행성 S상 결장암이라 진단되어 수술을 받았다. Stage Ⅲa(림프절 전이 있음)였기 때문에 재발 예방을 위해서 수술 후 보조화학요법을 받았다. 수술 후 회복이 늦고, 체력이 부족하다고 느끼고, 오심, 구토, 식욕부진으로 항암화학요법을 한 달간 실시 후 중지하였다. 그 후 암 보조요법를 위해 외래(종양내과)에서 관리하게 되었다. 마른 체격, 연약한 복부, 빈혈 경향이며, 수족냉증이 있었다. 전반적으로 원기가 없으며, 목소리도 가냘프다.

한약

쯔무라 십전대보탕 7.5g/일(분3·식전) * 28일치

　수술 후 3개월이 경과하여 투약이 시작되었으나, 투여 시작 후 한 달 정도 지나 서서히 원기를 찾아 "한약이 맛있게 느껴진다"라고 한다. 수술 후 11년째인 현재도 십전대보탕을 5.0g/일 복약중이며, 재발 없이 활동적으로 일하고 있다. (자영업)

사용 시 요점

　수술 후 수술 부분 통증이나 이질감, 근력저하, 전신권태감이나 이피로감(易疲勞感) 등에 대해 문진합니다. 수술 부위를 관찰하거나 호흡기, 소화기 등 암 부위로 인한 수술 후 증상이나 기능장애가 없는지 실제로 잘 관찰하는 것이 중요합니다.

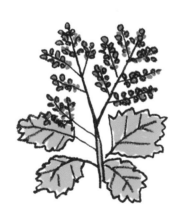

참고문헌

1) 藤原道久, 他:婦人科悪性腫瘍の化学療法による骨髄抑制に対する十全大補湯の効果. 産婦人科漢方研究のあゆみ, 15:86-89, 1998.
2) 鈴木眞一, 他:癌化学療法患者における十全大補湯(TJ-48)の白血球減少症に及ぼす効果の検討. Progress in Medicine, 15(9):1968-1971, 1995.
3) Adachi I:Supporting therapy with shi quan da bu tang in advanced breast cancer patients. Biomedical Research, 11(suppl):25-31, 1990.
4) 森清志, 他:肺癌化学療法の全身倦怠感に対する補中益気湯の有用性. Biotherapy, 6(4):624-627, 1992.
5) Yamaoka Y, et al:Protective effect of a traditional Japanese medicine, Bu-zhong-yi-qi-tang(Japanese name:Hochu-ekki-to), on the restraint stress-induced susceptibility against Listeria monocytogenes. Immunopharmacology, 48(1):35-42, 2000.
6) 水野正彦, 他:婦人科癌治療後の全身状態改善・体力回復に対する人参養栄湯の臨床評価―非投与群との臨床比較試験. 産科と婦人科, 60(10):1533-1545, 1993.
7) Bower JE:Cancer-related fatigue--mechanisms, risk factors, and treatments. Nat Rev Clin Oncol, 11(10):597-609, 2014.
8) Jeong JS, et al:Bojungikki-tang for cancer-related fatigue:a pilot randomized clinical trial. Integr Cancer Ther, 9(4):331-338, 2010.
9) Barton DL, et al:Wisconsin Ginseng(Panax quinquefolius) to improve cancer-related fatigue:a randomized, double-blind trial, N07C2. J Natl Cancer Inst, 105(16):1230-1238, 2013.
10) Yennurajalingam S, et al:A double-blind, randomized, placebo-controlled trial of Panax ginseng for cancer-related fatigue in patients with advanced cancer. J Natl Compr Canc Netw, 15(9):1111-1120, 2017.
11) Arring NM, et al:Ginseng as a treatment for fatigue:A systematic review. J Altern Complement Med, 2018. doi:10.1089/acm. 2017. 0361. [Epub ahead of print]
12) Motoo Y, et al:Urinary gonadotropin peptide as acute phase reactant:transient elevation after operation for digestive diseases. Eur J Endocrinol, 140(6):555-560, 1999.
13) Nishi M, et al:The beneficial effects of Kampo medicine Dai-ken-chu-to after hepatic resection:a prospective randomized control study. Hepatogastroenterology, 59(119):2290-2294, 2012.
14) 西島弘二, 他:がん周術期における漢方薬. 癌と化学療法, 42(13):2430-2433, 2015.

2 혈구감소

대표적 한약

- 적혈구감소에는································ 인삼양영탕(p.76)
- 백혈구감소에는································ 십전대보탕(p.70)
- 혈소판감소에는································ 가미귀비탕(p.60)

혈구에는 적혈구, 백혈구, 혈소판의 3가지 계통이 있습니다. 혈구가 감소하면 빈혈, 발열, 출혈 경향 등 임상 증상들이 나타납니다. 특히 항암화학요법제는 골수 중 조혈세포에 큰 영향을 주어서 골수 억제가 발생하여 혈액 성분을 만들지 못하는 경우가 빈번하게 일어납니다. 이로 인해 암치료 중 혈구감소로 고생하는 경우가 많습니다.

호중구감소 등 혈구감소로 인한 다양한 부작용 중에는 생명을 위협하는 증상도 있어 특히 세심한 주의가 필요합니다. 이에 본 파트에서는 각 혈구계 감소 병태나 임상 증상, 그리고 한약의 역할을 말씀드리고자 합니다.

1. 적혈구감소(빈혈)

> **원인** 항암화학요법으로 인한 골수억제 외, 종양이나 소화관부터 출혈, 철 및 비타민B$_{12}$, 엽산 등 결핍
>
> **발현시기** 항암화학요법 투여 1~2주 이후

● 어떤 증상?

암치료 중 적혈구감소, 즉 빈혈은 **항암화학요법 중 골수 억제로 인한 것 외에도, 진행성 암에 의한 소모성(消耗性) 빈혈이나, 소화관 암 등으로 빈번하게 생기는 병변 부위 출혈로 인한 빈혈 등 다양한 경우로 나타납니다.** 항암화학요법에 의한 경우 사용하는 약제나 요법(regimen) 등에 따라 달라지지만, **치료 시작 후 1~2주 후부터 서서히 출현하는 경우가 많습니다.** 이는 적혈구 수명이 120일로 약제 영향을 즉시 바로 받지 않기 때문입니다.

빈혈 증상으로는 운동이나 작업 시에 동계, 호흡 시 숨이 참, 이피로감(易疲勞感), 두통, 현기증 등이 있지만, 경증의 경우에는 자각증상이 나타나지 않는 경우도 많습니다. 빈혈(Hb감소) 중증도 등급을 표3-2-1에 제시합니다.

특히 플래티넘(platinum)계열, 탁산(taxanes)계열, 안트라사이클린(anthracycline)계열 항암제는 적혈구감소를 잘 유발하는 약물입니다. (표 3-2-2)

● 일반적 치료법

헤모글로빈(hemoglobin) 농도가 6.5g/dL 이하일 경우 적혈구 수혈을 합니다. 일반적으로 혈액 투석을 필요로 하는 만성신장병에서 유래하는 신장성 빈혈에는 에리트로포이에틴 분비 부족에 대응하는 적혈구 조혈자

표3-2-1 빈혈의 중증도

Grade 1	헤모글로빈(Hb) 〈 정상 하한값(low limit of normal, LLN)~10.0g/dL
Grade 2	헤모글로빈(Hb) 〈 10.0~8.0g/dL
Grade 3	헤모글로빈(Hb) 〈 8.0g/dL : 수혈을 요함
Grade 4	생명을 위협 : 응급 처치를 요함
Grade 5	사망

(유해현상공통용어기준 v5.0 일본어번역 JCOG판부터 인용, 개편,
JCOG 홈페이지 http://www.jcog.jp/)

표3-2-2 적혈구감소를 잘 유발하는 약물

- 시스플라틴 Cisplatin(RANDA®, BRIPLATIN® 등)
- 카보플라틴 Carboplatin(PARAPLATIN®)
- 도세탁셀 Docetaxel(TAXOTERE® 등)
- 파클리탁셀 Paclitaxel(TAXOL®)
- 독소루비신 Doxorubicin(ADRIACIN®)

극인자 제제가 사용될 경우가 있지만, 암치료에서는 일반적이지 않습니다. 또 소화관 등으로 출혈이 멈추었으며, 혈청 철이 낮은 경우에는 철분제(FESIN® 정주용 등)를 이용하여 보급합니다.

● 한약 치료방법과 근거

빈혈은 혈허증으로 진단됩니다. 한약 중에는 "빈혈"에 효능 및 효과에 기재되어 있는 것도 많습니다. 당귀작약산, 십전대보탕, 귀비탕, 인삼양영탕, 가미귀비탕 등입니다. 예를 들어 암환자의 수술 전 자가수혈법에 있어, 철분제나 에리트로포이에틴(erythropoietin)제제에 십전대보탕을 병용하면 저장혈[저혈(貯血)]로 인한 적혈구 수와 적혈구용적율(hematocrit) 값의 감소폭이 효과적으로 줄어드는 것이 무작위대조군임상시험(RCT)으로 증

명되었습니다.[1] 기타 출혈이 명확한 경우(방사선성 직장염으로 인한 출혈 등)에는 궁귀교애탕을 사용합니다.

Case **자궁경부암**(60대 여성)

▎**시행한 암치료와 증상**

자궁경부암 복막 파종 때문에 복강 내 종양 제거 수술, 골반강에 방사선 조사 후, 항암화학요법에서 종양 억제를 시도하였다. 그러나 항암화학요법[카보플라틴(carboplatin), 파클리탁셀(paclitaxel)요법]으로 인한 골수 억제에 따른 혈소판감소에 방사선성 직장염 때문에 하혈이 멈추지 않아 철분제(FESIN®)를 투여하였으나 빈혈이 만성화되었다.

▎**한약**

쯔무라 궁귀교애탕 9.0g/일(분3·식전) * 14일치

▎**한약 투여 후 경과**

투여 후 하혈이 개선되었다. 철분제 투여도 불필요하였으며, 외래 내원하면서 관리가 가능하게 되었다.

▎ **사용 시 요점**

"빈혈"이라 하면 "현기증이 난다"라고 답하는 환자가 많습니다. 의료종사자에는 "헤모글로빈(Hb) 감소=빈혈"이라는 인식이 있습니다. 환자들은 빈혈이라고 이야기를 들으면, 일반적으로 "뇌허혈"과 같이 해석하는 경우가 많습니다. 그때는 처음부터 그 말을 부정하지 말고 돌려서 빈혈 정의를 설명할 수 있는 여유로운 마음이 필요합니다.

2. 백혈구감소(호중구감소)

원 인 항암화학요법, 방사선요법
발현시기 항암화학요법 1~2주 후

● 어떤 증상?

항암화학요법 중 골수억제로 인한 가장 흔한 증상은 백혈구감소입니다. 백혈구에는 몇 가지 종류(분획, 分劃)가 있지만, 특히 문제가 되는 것은 호중구감소입니다. **호중구는 감염에 대한 방어에서 중요한 역할을 맡고 있기 때문에 골수 억제로 인해 호중구가 감소하면 쉽게 감염됩니다.** 대부분 항암화학요법 중 7~14일 투여 후에 호중구 수치가 최하점(nadir)으로 됩니다.

호중구감소의 중증도 등급을 표3-2-3에 제시합니다. 등급4에서 생체는 극히 무방비한 상태가 되며, 쉽게 세균 감염이 일어납니다. **발열부터 패혈증 그리고 쇼크로 진행되면 생명을 위협하게 됩니다.** 또는 호중구감소 발열을 동반한 상태는 열성 호중구감소증(febrile neutropenia, FN)이라 합니다.

표3-2-3 **호중구감소 중증도**

Grade 1	< 정상 하한값(low limit of normal, LLN)~1,500/mm^3
Grade 2	< 1,500~1,000/mm^3
Grade 3	< 1,000~500/mm^3
Grade 4	< 500/mm^3
Grade 5	-

(유해현상공통용어기준 v5.0 일본어번역 JCOG판부터 인용, 개편, JCOG 홈페이지 http://www.jcog.jp/)

표3-2-4 발열성 호중구감소 정의

호중구 수	500/mm³미만, 혹은 1,000/mm³미만으로 48시간 내에 500/mm³미만으로 감소가 예측됨
체온	액와 체온 37.5도 이상(구강 내 온도 38도 이상)

표3-2-5 백혈구감소를 잘 유발하는 약물

- 시스플라틴 Cisplatin(RANDA®, BRIPLATIN® 등)
- 카보플라틴 Carboplatin(PARAPLATIN®)
- 옥살리플라틴 Oxaliplatin(ELPLAT®)
- 도세탁셀 Docetaxel(TAXOTERE® 등)
- 파클리탁셀 Paclitaxel(TAXOL®)
- 독소루비신 Doxorubicin(ADRIACIN®)

FN은 어떤 미생물로 인한 감염증이 원인이므로, 항균약의 투여 등 긴급 대응이 필요한 상태입니다. (표3-2-4)

외래 항암화학요법에서 호중구 수가 1,500/㎣ 이상(요법regimen에 따라서는 1,000/㎣ 이상)이 아니면 그날 치료를 할 수 없습니다. 호중구가 정상 기준 이하일 경우에도 치료일을 1주일 연기하면 자연스럽게 회복되어 1,500/㎣ 이상에 될 경우가 많습니다. 그러나 항암화학요법을 장기간 계속해서 골수 기능이 심하게 저하된 경우에는 호중구 수가 쉽게 회복되지 않아 예정대로 치료를 할 수 없는 경우 환자나 의료종사자들은 고민하게 됩니다.

특히 플래티넘계열, 탁산계열, 안트라사이클린계열 세포장애성 항암제들은 백혈구감소를 잘 유발하는 약물입니다. (표3-2-5)

●일반적 치료법

호중구감소에 대한 치료법으로 현재는 과립구집락자극인자(G-CSF)가 사용되었습니다. 근래 단시간 형인G-CSF(필그라스팀, filgrastim)에 더해, 장시간 작용형 폴리에틸렌글리콜(polyethyleneglycol) 제제(페그필그라스팀, Pegfilgrastim)도 사용 가능하게 되어, 예전보다는 잘 대응하게 되었습니다. 그러나 호중구감소가 예상되지만, FN발병률이 20%를 넘을 정도의 높은 요법(regimen) [췌장암에 대한 FOLFIRINOX이나 전립선암에 대한 카바지탁셀(cabazitaxel) (JEVTANA®) 등]을 사용할 때 등등 한정된 상황 이외에는 예방적인 G-CSF를 투여 할 수 없습니다. 그러나 한번 위독한 호중구감소가 생긴 경우에는 다음 주기로 페그필그라스팀을 사용하여 차트에 자세한 증상을 기입해야 합니다.

● 한약 치료방법과 근거

한약제제를 보험급여로 청구할 때 "백혈구(호중구)감소"라는 병명은 없습니다. 그러나 **십전대보탕은 항암화학요법이나 방사선요법 후 골수 억제에 대하여 조혈간 세포를 증가시킨다는 작용이 실험적으로도[2,3], 무작위대조군임상시험(RCT)[4]에서도 보고되었습니다.**

무작위대조군임상시험에서 대조군에 비하여 십전대보탕 투여군에서 백혈구감소 시작 시기가 유의하게 연장되었으며, 감소 시작부터 최저치까지 도달 기간이 유의하게 길었습니다.

Case 유방암(30대 여성)

시행한 암치료와 증상

오른쪽 유방암으로 인한 유방 절제, 광배근 피판을 이용한 유방재건술을 받았다. 이후 파클리탁셀(TAXOL®) 12주기 +trastuzumab(HERCEPTIN®) 수술 후 보조화학요법을 1년간 받았다. 파클리탁셀 투여 기간 중, 간혹 호중구감소(등급3) 때문에 파클리탁셀을 감량할 수밖에 없었다.

■ 한약

　쯔무라 십전대보탕 7.5g/일(분3 · 식전) * 14일치

■ 한약 투여 후 경과

　십전대보탕을 복용한 이후부터는 3등급 이상의 호중구감소가 발생하지 않았다. 그 이후는 감량하지 않고 예정된 파클리탁셀 투여를 완수하였다. 십전대보탕은 그 이후에도 복용을 계속하고 있다. (수술 후 체력 회복과 종양 면역능력 향상을 위해서)

사용 시 요점

　호중구 수 감소는 발열이 없으면 자각증상이 없습니다. 치료를 받으러 온 환자가 외래에서 "오늘은 컨디션이 좋으니, 치료를 부탁드립니다"라고 말했는데, 채혈 결과에서 호중구 수가 700 미만인 경우도 흔히 있을 수 있으므로 주의가 필요합니다.

　또 환자 입장에서 도움이 된다면 무엇이든지 하고 싶다는 욕심이 있어서 그런지 특히 여성 환자에게 "어떤 음식이 호중구 증가에 도움이 될까요?"라는 질문을 자주 받습니다. 하지만 실제로 그런 것은 없기 때문에 "안타깝게도 호중구를 증가시키는 음식은 없습니다"라고 답할 수밖에 없습니다.

3. 혈소판감소(출혈 경향)

> **원인** 항암화학요법, (특히 플래티넘계열 항암제, 멀티키나아제 억제제 등) 파종성 혈관 내 응고 증후군
> **발현시기** 항암화학요법 1~2주 투여 후 주기를 겹쳐 가면 빈도가 높아진다

● 어떤 증상?

항암화학요법에서 나타나는 혈액에 관한 부작용으로 호중구감소가 가장 빈도가 높지만, 때로는 혈소판감소가 심할 때도 있습니다. 대부분은 호중구감소를 동반합니다. **혈소판은 지혈에 관여하기 때문에 혈소판감소는 출혈을 나타내기 쉽습니다.** 즉 종양 그 자체 및 소화관 등 다양한 부위에서 출혈 위험이 증가합니다. 또 "멍이 쉽게 생긴다"라는 환자 호소도 자주 듣게 됩니다.

혈소판감소의 중증도 등급을 표3-2-6에 제시하였습니다. 특히 백혈구감소를 잘 유발하는 약물은 혈소판감소도 잘 유발하는 경우가 많습니다. (표3-2-7)

표3-2-6 **혈소판감소 중증도**

Grade 1	< 정상 하한값(low limit of normal, LLN)~75,000/mm^3
Grade 2	< 75,000~50,000/mm^3
Grade 3	< 50,000~25,000/mm^3
Grade 4	< 25,000/mm^3
Grade 5	—

(유해현상공통용어기준 v5.0 일본어번역 JCOG판부터 인용, 개편, JCOG 홈페이지 http://www.jcog.jp/)

표3-2-7 **혈소판감소를 잘 유발하는 약물**

- 시스플라틴 Cisplatin(RANDA®, BRIPLATIN® 등)
- 옥살리플라틴 Oxaliplatin(ELPLAT®)
- 도세탁셀 Docetaxel(TAXOTERE® 등)
- 파클리탁셀 Paclitaxel(TAXOL®)

● 일반적 치료법

혈소판감소가 4등급이 된 경우에는 혈소판수혈을 생각해야 합니다. 실제 그 외 대처법은 없습니다.

● 한약 치료방법과 근거

가미귀비탕이 혈소판감소에 효과가 있다고 보고되었습니다. 전향적 무작위대조군임상시험(RCT)연구가 아니라 후향적 연구이기는 하지만, 난소암 항암화학요법에 있어 가미귀비탕 투여군이 비투여군보다 혈소판감소 정도가 적으며, 회복도 빠르다는 결과였습니다.[5] 또 비뇨기과 영역에서 요로상피암에 대해 젬시타빈(gemcitabine), 시스플라틴(GC)요법에 있어, 혈소판 수가 10만 이하가 된 15명의 증례에 가미귀비탕을 투여하였는데, 투여후에 혈소판과 혈소판 최저치가 유의하게 증가되었습니다.[6]

Case **대장암**(50대 여성)

▮ 시행한 암치료와 증상

Stage Ⅲa인 S상 결장암의 수술 후 보조화학요법으로써 XELOX 요법(카페시타빈+옥살리플라틴)을 받았을 때, 혈소판이 정상범위부터 5~6만까지 감소되었다. 옥살리플라틴 감량 및 중단으로 8~9만까지 회복하였으나, 그 이상 감량은 환자가 원하지 않았다.

■ 한약

  쯔무라 가미귀비탕 7.5g/일(분3·식전) * 14일치

■ 한약 투여 후 경과

  가미귀비탕을 병용하였을 때 혈소판 수치가 일상적으로 10만을 넘었다. 또 불면증이 개선되었으며, 전신권태감도 개선되었다. 그 결과 XELOX은 1단계 감량만으로, 8주기 치료 과정을 무사히 마칠 수 있었다.

■ 사용 시 요점

  항암화학요법에서 옥살리플라틴(oxaliplatin)을 포함하는 요법(regimen) (XELOX, FOLFOX 등)에서 혈소판감소가 생길 수 있습니다. 그러나 평소 혈소판 수치가 $50,000 \times 10^3/\mu\ell$ 이상일 때가 많은데, 그 정도면 임상 증상이 없습니다. 또 휴약 등으로 수치도 자연스럽게 회복되기 때문에 환자에는 과도하게 걱정을 전달하지 않는 것이 좋습니다.

참고문헌

1) 青江尚志:術前自己血貯血における十全大補湯の効果. Pharma Medica, 25(10):11-14, 2007.
2) 大西陽子, 他:放射線照射による副作用の軽減と予防効果. 癌と化学療法, 16(4):1494-1499, 1989.
3) Ogawa K, et al:Protective effect of the Japanese traditional medicine juzentaihoto on myelosuppression induced by the anticancer drug TS-1 and identification of a potential biomarker of this effect. BMC Complement Altern Med, 12:118, 2012.
4) 鈴木眞一, 他:癌化学療法患者における十全大補湯(TJ-48)の白血球減少症に及ぼす効果の検討. Progress in Medicine, 15(9):1968-1971, 1995.
5) Yanase T, et al:Efficacy and safety of the traditional Japanese herbal medicine kamikihito for bone marrow suppression, particularly thrombocytopenia, during chemotherapy for advanced recurrent ovarian cancer. Trad Kampo Med, 5(1):33-37, 2018.
6) 並木俊一, 他:ゲムシタビン/シスプラチン併用化学療法による骨髄抑制に対する加味帰脾湯の効果についての検討. 臨泌, 72(8):653-656, 2018.

3 오심 및 구토, 식욕부진

▶ 대표적 한약

암환자들은 오심, 구토 및 식욕부진 증상을 높은 빈도로 자주 경험합니다. 특히 항암화학요법을 받으면, 이런 증상들이 나타난다는 이미지가 있을 것입니다. 그러나 오심 및 구토는 근래 항구토제의 발전으로 증상 관리가 가능하게 되었으며, 항암화학요법의 부작용 발생 빈도도 줄어들고 있습니다. 식욕부진은 안타깝게도 양방에서 특효약은 없습니다. (연구 단계 약제는 있습니다) 식욕부진으로 식이 섭취량이 줄게 되면, 체중이 감소되며 암 악액질로 발전합니다.

본 파트에서는 오심, 구토와 식욕부진을 구분해서 대처법을 설명하고자 합니다.

1. 오심 및 구토

> **원인** 항암화학요법, 정신적 요인,방사선요법, 암 진행(뇌, 소화기 등), 마약성 진통제 등
>
> **발현시기** 항암화학요법 시작~5일 정도 경과 후 (정신적 요인으로 투여 전에 발생할 수 있음)

● 어떤 증상?

방사선요법 등으로 발생할 수도 있지만, 주원인은 항암화학요법으로 인한 것입니다. 항암화학요법으로 오심 및 구토가 생기는 기전은 밝혀지고 있습니다. 항암화학요법제가 투여되면, 장관세포로부터 세로토닌이 방출됩니다. 세로토닌은 뇌간(腦幹) 화학수용체 방아쇠 영역(chemoreceptor trigger zone, CTZ)을 자극하거나 구심성 미주신경을 통하여 뇌간 구토 중추를 자극합니다. (그림3-3-1)

항암화학요법으로 인한 오심 및 구토는 발생하는 시기에 따라 구분합니다. (표3-3-1) 투여 후 바로(24시간 이내) 생기는 것은 급성 오심 및 구토, 투여 후 24시간~5일 후에 생기는 것은 지연성 오심 및 구토입니다. 투여 전에 증상이 생기는 것은 예측성 오심 및 구토라고 합니다. 이것은 약제 자체 작용에 따라 일어나는 것이 아닙니다. 예를 들어 첫 치료 주기에 오심 및 구토가 생겨서, 둘째 치료 주기 전에 증상을 자각한다는 정신적인 요인에 따른 것입니다. 젊은 여성에게 높은 경향성을 나타냅니다.

또 약제에 따라 오심 및 구토를 발생하는 위험도 차이가 크며, 고도 위험, 중등도 위험, 경도 위험, 최소 위험으로 분류합니다. (표3-3-2)

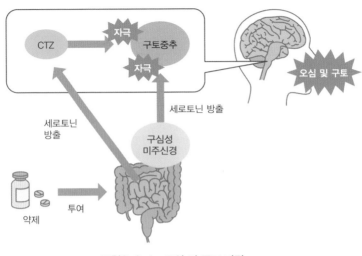

그림3-3-1 **오심 및 구토 기전**

표3-3-1 **오심 및 구토 분류**

급성 오심 및 구토	투여 후 바로(24시간 내)
지연성 오심 및 구토	투여 후 일정 시간이 지나고 나서(24시간~5일 후)
예측성 오심 및 구토	투여 전 바로(정신적인 요인)

● 일반적 치료법

기초연구에서 오심 및 구토 발생 기전에 세로토닌이나 뉴로키닌1(P물질) 등이 관여되는 것이 밝혀져서, 이러한 생리활성물질 억제제가 개발되었습니다. 암치료에 있어서는 세로토닌($5-HT_3$) 수용체 길항제, 뉴로키닌1(NK_1) 수용체 길항제가 사용됩니다. (표3-3-3). 예를 들어 대표적인 고도 위험 약제인 시스플라틴(RANDA®, BRIPLATIN® 등)을 포함하는 요법(regimen)을 사용할 때는 전단계 투약으로서 $5-HT_3$수용체 길항제와 NK_1수용체 길항제, 더불어 덱사메타손(dexamethasone) (부신피질스테로이드)의 세 가지를 병용합니다. 이런 약제들을 조합하여 급성 및 지연성

표3-3-2　구토를 잘 유발하는 약제

	주사약	경구약
고도 위험 (빈도 > 90%)	세포장애성 항암제 시클로포스파미드 cyclophosphamide(ENDOXAN®) (≧1500mg/m²) 다카바진 Dacarbazine 시스플라틴 Cisplatin(RANDA®, BRIPLATIN® 등)	세포장애성 항암제 프로카바진Procarbazine
중등도 위험 (빈도 30~ 90%)	세포장애성 항암제 벤다무스틴 Bendamustine(TREAKISYM®) 시클로포스파미드 Cyclophosphamide(ENDOXAN®) (<1500mg/m²) 이포스파미드 Ifosfamide(IFOMIDE®) 시타라빈 Cytarabine(CYLOCIDE®)(>1000mg/m²) 아자시티딘 Azacitidine(VIDAZA®) 카보플라틴 Carboplatin(PARAPLATIN®) 옥살리플라틴 Oxaliplatin(ELPLAT®) 다우노루비신 Daunorubicin(DAUNOMYCIN®) 독소루비신 Doxorubicin(ADRIACIN®) 에피루비신 Epirubicin(FARMORUBICIN®) 이리노테칸 Irinotecan(TOPOTECIN®, CAMPTO®)	세포장애성 항암제 시클로포스파미드 Cyclophosphamide (ENDOXAN®) 테모졸로마이드 Temozolomide(TEMODAL®) 비노렐빈 Vinorelbine (NAVELBINE®, ROZEUS®) 분자표적약 세리티닙 Ceritinib(ZYKADIA®) 크리조티닙 Crizotinib(XALKORI®) 이마티닙 Imatinib(GLIVEC®)
경도 위험 (빈도10~ 30%)	세포장애성 항암제 메토트렉세이트 Methotrexate(METHOTREXATE®) 페메트렉시드 Pemetrexed(ALIMTA®) 플루오로우라실 Fluorouracil(5-FU®) 젬시타빈 Gemcitabine(GEMZAR®) 독소루비신 염산염 리포솜 Doxorubicin hydrochloride liposome(DOXIL®) 미토산트론 Mitoxantrone(NOVANTRON®) 미토마이신C Mitomycin C(MITOMYCIN®) 도세탁셀 Docetaxel(TAXOTERE®, ONETAXOTERE®) 파클리탁셀 Paclitaxel(TAXOL®) 결합 파클리탁셀 nab-Paclitaxel(ABRAXANE®) 에리불린 Eribulin(HALAVEN®) 에토포시드 Etoposide(LASTET®, VEPESID®) 분자표적치료제 트라스트주맙 엠탄신Trastuzumab Emtansine (KADCYLA®) 퍼투주맙 Pertuzumab(ERBITUX®) 파니투무맙 Panitumumab(VECTIBIX®) 템시로리무스 Temsirolimus(TORISEL®) 보르테조밉 Bortezomib(VELCADE®) 면역관문 억제제 이필리무맙 Ipilimumab(YERVOY®)	세포장애성 항암제 카페시타빈 Capecitabine(XELODA®) 테가푸르 Tegafur/기메라실 Gimeracil/오테라 실 Oteracil potassium(TS-1® 등) 테가푸르 Tegafur/우라실 Uracil(UFT®) 플루다라빈Fludarabine(FLUDARA®) 에토포시드 Etoposide(LASTET®, VEPESID®) 분자표적약 다사티닙 Dasatinib(SPRYCEL®) 닐로티닙 Nilotinib(TASIGNA®) 아파티닙 Afatinib(GIOTRIF®) 라파티닙 Lapatinib(TYKERB®) 액시티닙 Axitinib(INLYTA®) 파조파닙 Pazopanib(VOTRIENT®) 레고라페닙 Regorafenib(STIVARGA®) 에베로리무스 Everolimus(AFINITOR®) 다브라페닙 Dabrafenib(TAFINLAR®) 올라파립 Olaparib(LYNPARZA®) 기타 레날리도마이드 Lenalidomide(REVLIMID®) 보리노스탯 Vorinostat(ZOLINZA®)
최소 위험 (최토빈도 < 10%)	세포장애성 항암제 플루다라빈 Fludarabine(FLUDARA®) 블레오마이신 Bleomycin(BLEO®) 빈블라스틴 Vinblastine(EXAL®) 빈크리스틴 Vincristine(ONCOVIN®) 비노렐빈 Vinorelbine(NAVELBINE®, ROZEUS®) 분자표적약 베바시주맙 Bevacizumab(AVASTIN®) 트라스트주맙 Trastuzumab(HERCEPTIN®) 리툭시맙 Rituximab(RITUXAN®) 면역관문 억제제 니볼루맙 Nivolumab(OPDIVO®) 펨브롤리주맙 Pembrolizumab(KEYTRUDA®)	세포장애성 항암제 멜팔란Melphalan(ALKERAN®) 메토트렉세이트 Methotrexate (METHOTREXATE®) 히드록시카르바미드 Hydroxycarbamide (HYDREA®) 분자표적치료제 엘로티닙(TARCEVA®) 제피니팁 Gefitinib(IRESSA®) 베무라페닙 Vemurafenib(ZELBORAF®) 소라페닙 Sorafenib(NEXAVAR®) 수니티닙 Sunitinib(SUTENT®) 기타 포말리도마이드 Pomalidomide(POMALYST®)

표3-3-3 　암치료로 인한 구토에 주로 사용하는 약물

분류	일반명	제형	상품명
5-HT$_3$ 수용체길 항제	그라니세트론 Granisetron	정제, 세립, 주사	KYTRIL®
	팔로노세트론 Palonosetron	주사	ALOXI®
NK$_1$ 수용체길 항제	아프레피탄트 Aprepitant	캡슐	EMEND®
	포스아프레피탄트 메글루민 Fosaprepitant meglumine	주사	PROEMEND®
부신 피질 스테로이드	덱사메타손 Dexamethasone	정제	DECADRON®

오심 및 구토의 90% 이상을 예방 및 경감합니다. 효과가 혹시 불충분한 경우에는 항구토제를 추가 투여(첨부 문서로 제한된 범위 내)합니다.

● 한약 치료방법과 근거

오심(속 울렁거림) 및 구토는 항구토제로 관리가 가능한 경우가 많지만, 부작용이 높은 약제를 사용할 경우에는 항구토제를 모두 다 사용해도 증상이 있는 경우도 있습니다. 또 오심 구토 부작용이 중등도 위험인 항암제 치료를 시작하거나, 치료 6일째 이후에도 증상에 대해 보험진료로 항구토제를 투여한다면 제한이 있습니다. 그럴 때는 한약이 유력한 선택지가 됩니다. 또는 5-HT$_3$수용체 길항제나 NK$_1$수용체 길항제는 매우 효과적인 약이지만, 약값이 비싸기 때문에 한약을 효과적으로 사용하여 의료비용을 줄이는 장점도 있습니다.

오심 및 구토에 대해 가장 근거가 있는 처방은 육군자탕입니다.[1],[2] 기타 **구갈, 두통, 부종을 동반하는 속 울렁거림에는 오령산**(숙취에 자주 쓰입니다), **토해도 개운하지 않은 경우에는 소반하가복령탕** (입덧에 자주 쓰입니다) 등을 사용할 수도 있습니다. 일반적인 항구토제인 메토클로프라미드(metoclopramide)

(PRIMPERAN®)나 돔페리돈(domperidone) (NAUZELIN®)도 쓸 수 있지만, **오심 및 구토는 식욕부진과 밀접하게 관련 있습니다. 식욕부진 개선에 대한 근거가 있는 육군자탕 하나의 약으로 오심 및 구토, 식욕부진 등 여러 부작용에 대응 가능합니다.**

Case 췌장암(50대 여성)

▌시행한 암치료와 증상

진행 중인 췌체부(膵体部)암 (다발성 폐전이, 복막파종을 동반)으로 진단되어, 일차 치료로써 FOLFIRINOX을 이차 치료로써 젬시타빈(gemcitabine) (GEMZAR®) 및 알부민 현탁형 파클리탁셀(paclitaxel) (ABRAXANE®)을 투여하였다. 각각 항종양 효과가 확인되었으나 그 후 악화되어, 테가푸르(tegafur), 기메라실(gimeracil), 오테라실(oteracil) (TS-1®) 요법(100mg/일, 2주 복용, 1주 휴약)을 실시하였다. TS-1® 복약기간 중 속 울렁거림과 식욕이 없었다.

▌한약

쯔무라 육군자탕 7.5g/일(분3·식전) * 21일치

▌한약 투여 후 경과

육군자탕 투여, 3주 후 재진에서 TS-1® 복약기간에서 울렁거림이 아주 가벼웠으며, 입맛도 회복 경향을 보였다. 특히 1주 휴약기간에도 육군자탕을 복용하면서 더욱 속 울렁거림과 식욕부진이 호전되었다. 그 후 육군자탕을 병용하면서 TS-1®요법을 계속할 수 있게 되어 종양 억제에 성공하였다.

사용 시 요점

"오심 및 구토가 있을 때 한약은 먹을 수 있는가?"라는 질문을 받은 적이 있습니다. 한약의 냄새나 맛이 증상을 악화시킬 수도 있지만, 의외로 마시기 괜찮을 수도 있습니다. 복약방법도 한약 엑기스제제를 물로 타서 먹는다든지, 얼음으로 해서 핥아 먹는다든지, 요거트나 아이스크림과 함께 먹는다든지 여러 가지 대응이 가능합니다.

2. 식욕부진

> **원인** 항암화학요법, 암진행, 오피오이드계 약물 등 진통제, 정신적인 요인
>
> **발현시기** 항암화학요법 실시 후 며칠~몇 주간

● 어떤 증상?

식욕부진(식욕저하)도 암치료 중에 간혹 경험하는 증상입니다. 체중의 감소, 게다가 암 악액질로 이어진다는 인상 때문인지, 환자 본인은 물론 가족도 "어떻게 좀 먹을 수 있었으면"이라 희망을 가집니다. 그렇기 때문에 영양관리사나 간호사가 완화보조요법의 일환으로 식이내용이나 섭취방법에 대해 관리해야 하는 증상입니다.

암환자 식욕부진에는 약물이나 암 존재 그 자체로 인한 것 외, 우울상태나 스트레스 등 정신적 요인이 관련될 수 있습니다. 식욕부진은 바로 "심신일여(心身一如)"라는 대표적인 한의학적 예시라고 할 수 있습니다. 환자가 "하나도 먹고 싶지 않다"고 호소하는 경우, "먹으면 바로 배가 부르다" "명치 주변이 답답하다" "변비가 있다" 등 증상을 동반할 때도 많습니다. 그래서 어

떤 치료를 할 것인지 판단하기 위해 자세한 문진이 필수입니다.

항암화학요법 시 식욕부진은 식욕증진 호르몬인 그렐린 중심으로 기전을 연구해 왔습니다. 그렐린은 일본의 연구자가 발견한 펩타이드 호르몬입니다.[3] 항암화학요법 시 혈중 그렐린 농도가 저하되어 식욕부진이 생기는 것이 밝혀졌습니다. 표3-3-4는 식욕부진 증상을 잘 유발하는 약물입니다.[4] 특히 시스플라틴은 위벽세포에서 그렐린 분비를 촉진하는 세로토닌 경로를 차단하고, 시상하부를 중심으로 그렐린 수용체의 유전자 발현을 억제하여 식욕부진을 발생합니다.

● 일반적 치료법

항암화학요법으로 인한 식욕부진은 혈중 그렐린 농도 저하가 원인이라는 것이 밝혀졌기 때문에 그렐린 유사 작용을 가진 약제가 최근에 개발되었습니다. 아나모렐린(anamorelin)이라는 약제는 식욕증진, 암 악액질 예방 및 경감 효과가 보고되었습니다.[5] 그러나 아직 일본에서는 일반적 사용은 안 되고 있으며, 현재 양방에서 대응이 어려운 증상이라 할 수 있습니다.

표3-3-4 **식욕부진을 잘 유발하는 약물**

- 메토트렉세이트 Methotrexate(METHOTREXATE®)
- 암루비신 Amrubicin(CALSED®)
- 시스플라틴 Cisplatin(RANDA®, BRIPLATIN® 등)
- 도세탁셀 Docetaxel(TAXOTERE® 등)
- 노기테칸 Nogitecan(HYCAMTIN®)
- 비노렐빈 Vinorelbine(NAVELBINE®, ROZEUS®)
- 에토포시드 Etoposide(LASTET®, VEPESID®)
- 이리노테칸 Irinotecan(TOPOTECIN®, CAMPTO®)
- 카보플라틴 Carboplatin(PARAPLATIN®)

● 한약 치료방법과 근거

한의학에서는 **육군자탕이 시스플라틴 투여 후 위벽세포부터 그렐린 분비 저하를 개선하고,**[6] **시상하부 등에 있어 그렐린 수용체 발현 저하를 회복시키는 것이**[7] 기초연구로 증명되었습니다. **시스플라틴·S-1요법에 대한 무작위대조군임상시험(RCT)에서 식욕부진 등급이 육군자탕 투여 기간에 개선되었습니다.**[8] 경구 항암제, 특히 플루오로피리미딘계열[카페시타빈, capecitabine(XELODA®) 등]은 2주간 투여 후 1주간 휴약이라는 요법(regimen)이 많지만, 투여기간 중 식욕부진이 심하다고 호소하는 환자가 있습니다. 휴약기간에 약간 개선되지만, 바로 다음 치료주기가 시작됩니다. 이런 경우에 치료 시작과 동시에 육군자탕을 지속적으로 복용하여 식욕부진이 좋아지도록 합니다.

피로감이나 전신권태감을 동반하는 식욕부진에는 보중익기탕, 인삼양영탕, 십전대보탕 등의 보제(補劑)가 사용됩니다. 특히 기력(氣力)이 쇠약할 때는 보중익기탕이 효과적입니다. 한약 병용은 복약 부담이 많아지거나 감초 등 한약재가 중복하는 문제가 있지만, 식욕부진에 전신권태감을 가진 경우 육군자탕(하루 3회 식전 투여)에 보중익기탕 (취침 전 1회 투여) 병용을 하는 것도 좋은 방법입니다.

또 억울상태 등에 의한 "매핵기(인후두 이물감)"에는 **반하후박탕을 사용하지만, 억울로 인한 식욕부진에는 반하후박탕을 사용합니다.** 또 **위산 역류 증상을 동반하는 식욕부진의 경우에는 복령음**을 사용합니다. **위의 모든 증상이 나타나는 경우에는 복령음합반하후박탕**이라는 처방을 사용합니다. 이것을 합방(合方)이라 부르며, 엑기스제제 하나로 간주합니다. 기타 효능 및 효과나 사용목표(변증)에 식욕부진이 있다면 반하사심탕이나 가미귀비탕을 임상적으로 사용할 수 있습니다.

또 **변비가 심하면서 식욕이 저하되는 경우가 흔히 있습니다.** 이럴 때는 **변비가 개선되면 식욕도 회복될 것입니다.** 이는 한의학에서는 "사남보북법(瀉南補

北法; 따뜻한 남쪽 바람을 불어오게 하려면, 북쪽 창문을 열어야 한다)[9] 라고 말해왔습니다. 다시 말해 식욕을 증가시키고 식사를 맛있게 하고 싶다면, 변비 상태를 개선하는 것이 필수라는 뜻입니다. (변비에 대해서는 p.136 참조)

Case 위암(70대 여성)

▌시행한 암치료와 증상

다발성 간(肝)전이를 동반하는 진행 위암에서 S-1단제(80mg/일, 2주, 투여, 1주 휴약) 치료를 받았으나, 식욕부진을 호소했기 때문에 돔페리돈이 추가 투여되었다. 그러나 식욕부진은 좋아지지 않아, 암 보조요법을 위해 외래(종양내과)로 방문하였다.

체해서 아무것도 먹고 싶지 않다, 기분이 가라앉는다, 잠을 못잔다 등의 증상을 호소했다. 신체 진찰에서는 표정이 어둡고, 몸이 마르고, 혀에는 치흔(齒痕)이 보이며, 얇은 백태(白苔)가 있었다. 복부 진찰 시 심와부(心窩部)에서 진수음이 청취되었다. 간장이 우측 쇄골 중앙선에서 손가락 2개 정도 부위에서 만져졌다. 압통과 하지 부종은 없었다.

▌한약

쯔무라 육군자탕 7.5g/일(분3, 식전) * 14일치

▌한약 투여 후 경과

2주 후 재진에서 표정이 약간 밝아졌다. 기분이 좀 좋아지고 식욕이 생긴 것 같다고 하였다. 이후, 같은 처방을 계속 복용하였으며, S-1도 같은 양을 복용할 수 있었다.

사용 시 요점

한약제제 대부분은 식전 혹은 식간 복용이지만, 그걸 들으면 한약 복용 후에 꼭 무언가를 먹을 필요가 있다고 여겨져, 식욕이 없는데도 무리해서 식사하는 환자가 있습니다. 이런 이유로 한약을 안 좋게 생각하는 것은 너무 아쉬운 일입니다. 이럴 때는 "한약을 공복 시에 복용하는 것은 장내 세균에서 분해 및 흡수되기 때문에 복용 후에 무리해서 무언가를 먹을 필요는 없다"고 설명을 드리면 좋을 듯합니다.

참고문헌

1) Harada T, et al:Rikkunshito for preventing chemotherapy-induced nausea and vomiting in lung cancer patients:results from 2 prospective, randomized phase 2 trials. Front Pharmacol, 8:972, 2018.

2) Ohnishi S, et al:Additive effect of rikkunshito, an herbal medicine, on chemotherapy-induced nausea, vomiting, and anorexia in uterine cervical or corpus cancer patients treated with cisplatin and paclitaxel:results of a randomized phase II study(JORTC KMP-02). J Gynecol Oncol, 28(5):e44, 2017.

3) Kojima M, et al:Ghrelin is a growth-hormone-releasing acylated peptide from stomach. Nature, 402(6762):656-660, 1999.

4) 上田弘樹, 他:抗がん剤の副作用と支持療法:臓器別副作用と対策 消化器系:食欲不振. 日本臨牀 73(増刊号 2):351-354, 2015

5) Garcia JM, et al:Anamorelin for patients with cancer cachexia:an integrated analysis of two phase 2, randomised, placebo-controlled, double-blind trials. Lancet Oncol, 16(1):108-116, 2015.

6) Takeda H, et al:Rikkunshito, an herbal medicine, suppresses cisplatin-induced anorexia in rats via 5-HT2 receptor antagonism. Gastroenterology, 134(7):2004-2013, 2008.

7) Yakabi K, et al:Rikkunshito and 5-HT2C receptor antagonist improve cisplatin-induced anorexia via hypothalamic ghrelin interaction. Regul Pept, 161(1-3):97-105, 2010.

8) Ohno T, et al:Rikkunshito, a traditional Japanese medicine, suppresses cisplatin-induced anorexia in humans. Clin Exp Gastroenterol, 4:291-296, 2011.

9) 秋葉哲生:広い応用をめざした漢方製剤の活用法—活用自在の処方解説. p.175, ライフサイエンス, 2009.

4 배변 이상, 장폐색

대표적 한약

- **설사 첫 번째 선택으로는** ⋯⋯⋯⋯⋯⋯⋯ 반하사심탕(p.82)
- **변비 첫 번째 선택으로는** ⋯⋯⋯ 마자인환(p.86), 윤장탕(p.72)
- **장폐색 예방 및 치료에는** ⋯⋯⋯⋯⋯⋯⋯ 대건중탕(p.74)

배변 이상(설사, 묽은 변, 변비)이나 장폐색은 암환자들이 많이 경험하는 증상입니다. 특히 묽은 변이나 설사는 항암화학요법 부작용, 변비는 오피오이드계 약물 부작용, 장폐색은 소화기 암수술 후에 많이 발생합니다.

본 파트에서는 설사, 묽은 변, 변비, 장폐색으로 구분하여 대처법을 해석하고자 합니다.

1. 설사, 묽은 변

> **원인** 항암화학요법, 수술로 인한 소화기절제, 방사선요법
> **발현시기** 항암화학요법에서 급성 설사는 투여 당일, 지발성
> (遲發性) 설사는 투여 후 24시간~약 5일 이내

● 어떤 증상?

설사나 묽은 변은 장관에서 수분 흡수에 지장이 있거나, 소화관을 통과하는 속도가 너무 빨라서, 장내에서 수분 흡수를 위한 시간이 부족하거나, 장관 내에서 수분 분비량이 증가하여 대변 중 수분이 증가하는 증상입니다. 간혹 수양성(水樣性) 설사가 되거나 복통을 동반한 "이급후중(裏急後重)"이 될 때도 있는 힘든 증상입니다. 직장 및 일상생활이 현저히 제한되어, 삶의 질(QOL)이 저하됩니다. 또 단순하게 배변을 자주 하는 것뿐만 아니라, 탈수나 전해질 이상으로 전신권태감, 의식장애 등 많은 증상을 동반하기 때문에 주의가 필요합니다.

암치료에서 일어나는 설사는 항암화학요법 외 수술(소화기절제)이나 복부, 골반부 방사선조사로 인한 것 등이 있습니다. 항암약물요법 부작용으로써는 투여 후 24시간 내에 증상이 나오는 것을 급성 설사, 투여 후 24시간~약 5일에 증상이 나오는 것을 지발성 설사로 분류합니다. (표3-4-1)

설사를 잘 유발하는 대표적인 약물을 표3-4-2에 제시합니다. 대표적 약제로써 이리노테칸(TOPOTECIN®, CAMPTO®)이 있습니다. 급성 설사는 이리노테칸 콜린성 작용에 따라 장관 연동(蠕動)운동이 항진되어 발생하고, 지발성 설사는 이리노테칸 활성 대사물인 SN-38이 장관 내에서 재활성화 되어 발생합니다. (그림3-4-1)

표3-4-1 약물요법으로 인한 설사/묽은 변 분류

급성 설사	투여 후 24시간 이내
지연성 설사	투여 후 24시간~약 5일 후

표3-4-2 설사를 잘 유발하는 약물

- 이리노테칸 Irinotecan(TOPOTECIN®, CAMPTO®)
- 테가푸르 Tegafur/기메라실 Gimeracil/오테라실칼륨 Oteracil potassium(TS-1®)
- 카페시타빈 Capecitabine(XELODA®)
- 아파티닙 Afatinib(GIOTRIF®)
- 제피니팁 Gefitinib(IRESSA®)
- 세툭시맙 Cetuximab(ERBITUX®)

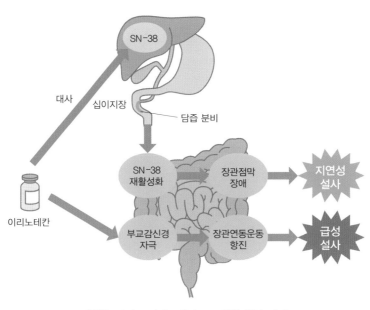

그림3-4-1 이리노테칸으로 인한 설사 기전

이리노테칸은 *UGT1A1* 유전자 변이를 가진 환자에게 부작용이 심하게 나올 때가 있습니다. UGT1A1은 SN-38을 비활성화하는 효소입니다. 때문에 *UGT1A1* 유전자에 변이 [동형접합(*6/*6 등), 이형접합(*6/야생형 등)이 있으면, 이리노테칸 부작용이 심하게 나오거나 기간이 길어질 때가 있습니다. 때문에 *UGT1A1* 유전자는 이리노테칸 부작용 예측 마커로써 사용되고 있습니다. 이상이 있으면 이리노테칸 투여량을 감소시키는 등의 조치를 합니다.

또 설사는 이리노테칸 이외, 티로신 키나아제 억제제 [게피티니브 (gefitinib) (IRESSA®), 엘로티닙(타세바®), 오시머티닙(타그리소®) 등]와 같이 분자표적약을 투여한 경우에도 나타날 수 있습니다. 이것은 약물이 세포회전이 빠른 장관 점막에서 작용하여 발생하는 것으로 생각됩니다.

● 일반적 치료법

항암화학요법에 따른 설사나 묽은 변에는 억제 효과가 있는 약제를 투여합니다. (표3-4-3) **급성 설사에는 항콜린약을 사용합니다.** 항콜린약은 부교감신경을 항진시키는 아세틸콜린 작용을 억제하여, 장관의 연동 항진을 억제하는 약으로 예방 투여도 가능합니다. **지발성 설사에는 장 연동 억제제나 정장약을 투여합니다.** 장 연동 억제약은 부교감신경을 억제하여, 장 연동 운동을 억제하는 성분입니다. 장관에서 수분의 분비를 줄여주는 작용도 있습니다.

약물요법 외의 설사에는 장관 절제 후 단장(短腸)증후군에서는 흡수 불량, 방사선성 장염에서 장관 점막상피 미란, 염증, 출혈 등을 동반하기 때문에 설사약만으로는 대응이 어렵습니다. 단장증후군의 경우 음식을 잘게 소분하거나, 소화가 잘되는 것을 섭취하거나, 장관영양법, 비타민제, 소화효소제제 등을 병용합니다. 방사선 조사로 인한 장염에서는 중심정맥영양를 기본으로 궤양성 대장암 치료약이나 스테로이드를 투여합니다.

표3-4-3 항암화학요법으로 인한 설사에 사용되는 약제

	분류	일반명	제형	상품명
급성	항콜린제	부틸스코폴라민 Butylscopolamine	정제, 주사제	BUSCOPAN®
지연성	장연동 억제제	로페라미드 Loperamide 스코폴리아엑기스 Scopolia Extract	캡슐제, 산제	LOPEMIN® SCOPOLIA EXTRACT
	정장(整腸)제	비피더스균 낙산균	미립, 정제 세립, 정제	LAC-B® MIYA-BM®
급성 및 지연성	점막보호 및 항염증제	탄닌산알부민	산제	Albumin Tannate

또 설사로 탈수가 발생하지 않도록 충분한 수분 섭취를 합니다.

● 한약 치료방법과 근거

설사에 대한 양방 약제에는 여러 종류가 있듯이 한약에도 다양한 처방이 있습니다.

설사에 자주 사용되는 대표적인 처방은 반하사심탕, 오령산, 시령탕 등이지만, 효능 및 효과에 설사가 기재되어 있는 한약으로는 저령탕, 사군자탕, 청서익기탕, 계비탕 등이 있습니다. 또는 진무탕 등과 같이 효능 및 효과에 설사는 없지만, 위장허약(胃腸虛弱) 및 소화불량 등 효능 효과가 있으며, 사용목표(변증)에는 설사가 있기 때문에 실제 임상에서 사용되는 것도 있습니다. 이외에도 작약감초탕, 계지가작약탕, 인삼탕, 육군자탕, 시호계지탕 등이 있습니다. 이들을 임상적으로 자연스럽게 사용할 수 있으면 운용의 폭이 넓어질 것입니다.

이러한 처방 중, 특히 영어 논문에서 보고가 있는 것은 반하사심탕입니다.[1] Mori[2]의 무작위대조군임상시험(RCT)에서 41례 대상환자(비소세

포폐암으로 시스플라틴 및 이리노테칸 병용요법을 받는 환자) 중 39례가 설사를 경험하였으나, 반하사심탕 투여군 18례는 대조군(비투여군) 23례에 비교하여, 설사 등급이 유의하게 낮아, 3등급 이상의 증례수가 적었다는 결과였습니다.

기타 한약 작용기전으로 작약을 포함하는 처방(작약감초탕, 계지가작약탕, 시호계지탕 등)은 장관의 연동 운동 억제하고, 복령 등 이수 한약재 함유 처방(오령산, 시령탕, 저령탕, 진무탕)은 수분 균형을 조정하고, 인삼 함유 처방(사군자탕, 육군자탕, 청서익기탕, 계비탕)은 위장 기능을 강화하여 증상을 개선시킵니다. 그러나 어떤 경우에는 작용이나 약재가 중복될 수 있어, 병용은 삼가하는 것이 좋습니다.

Case 대장암(70대 남성)

▌시행한 암치료와 증상

직장절제술+인공항문술 후에 재발하여, FOLFOX을 투여하다가 3주기 때 옥살리플라틴(oxaliplatin)에 대한 알레르기 증상이 발생하여, FOLFIRI+베바시주맙(bevacizumab) (AVASTIN®)으로 변경하였다. 그러나 12주기 때 점차 악화된다고 판단되어, FOLFIRI+애플리버셉트(aflibercept) (ZALTRAP®)로 변경하였다. FOLFIRI 투여 중에 설사가 발생하였다. *UGT1A1* 유전자다형은 야생형(정상)이었다.

▌한약

쯔무라 반하사심탕 7.5g/일(분3·식전) * 14일치

▌한약 투여 후 경과

FOLFIRI 투여 중에 반하사심탕을 병용했는데, 설사가 호전되었다. 쉽게 복용할 수 있도록 반하사심탕 2.5g을 물 100mL에 용해 후

제빙기에서 얼음으로 만든 후, 조금씩 입에 넣어 내복하게 하였다. 이후 약물요법이 지속 가능하여 조영 CT 및 종양 표지 검사에서 종양억제효과가 인정되었다.

사용 시 요점

상기와 같이, 설사 때 반하사심탕 등 한약제제를 얼음으로 만든 것[빙한약(氷韓藥)]을 조금씩 핥아 먹는 복약 방법으로 하면 수분 보충도 동시에 가능하며, 탈수 예방에도 도움이 됩니다.

또 원래 변비 경향이 있는 사람에게 이리노테칸을 포함하는 요법(regimen)을 사용할 경우, 반하사심탕을 예방 투여하면 변비가 될 가능성이 있으므로 주의해야 합니다.

2. 변비

원인 암 진행, 항암화학요법, 보조요법약(항구토제, 오피오이드계 약물)

발현시기 항암화학요법에서는 투여 후 몇 주 후 발생. 항구토제로 인한 경우는 투여 당일~며칠 사이에 발생

● 어떤 증상?

3일 이상 배변이 없다, 1회 배변량이 적다, 잔변감(殘便感), 딱딱한 변이라 쉽게 나오지 않는다 등의 증상이 있으면 변비라고 할 수 있다. **변비가 있으면 소화액이 장관 내에 저류(貯留)하고, 점차 상부 소화관까지 영향을 끼쳐, 오심이나 식욕부진이 될 경우도 있다.**

암환자의 변비는 **종양이 커지고 장관이 좁아져 변이 원활하게 통과할 수 없거나, 항구토제로 인한 장관 연동 저하나, 항암화학요법제의 신경독성, 오피오이드계 약물에 따른 소화관 운동 억제로 인해 생깁니다.** 항구토제로 인한 변비는 투여 당일~며칠 내에 항암화학요법으로 인한 변비는 투여 후 몇 주 이후에 나타납니다.

변비 증상을 잘 유발하는 약물을 표3-4-4에 제시합니다.

● 일반적 치료법

먼저 충분한 수분을 섭취하도록 합니다. 연동 운동 자극약이나 완화제 투여 외에도 좌약(坐藥)이나 관장을 할 수도 있습니다. 복부를 마사지하여, 배변을 촉진시키는 경우도 있습니다. 종양에 따른 장관 압박이나 협착, 폐색에 따른 변비에는 외과적 수술이나 스텐트 설치 등을 실시합니다.

표3-4-4　변비를 잘 유발하는 약물

항암제	빈크리스틴 Vincristine(ONCOVIN®)
	파클리탁셀 Paclitaxel(TAXOL®)
	도세탁셀 Docetaxel(TAXOTERE® 등)
	시스플라틴 Cisplatin(RANDA®, BRIPLATIN® 등)
	카보플라틴 Carboplatin(PARAPLATIN®)
항구토제	팔로노세트론 Palonosetron(ALOXI®)
	아프레피탄트 Aprepitant(EMEND®)
오피오이드계 약물	옥시코돈 Oxycodone(OXYCONTIN®, OXINORM® 등)
	모르핀 Morphine(OPSO®, MS CONTIN® 등)

● 한약 치료방법과 근거

변비에 효과적인 성분으로는 대황이 대표적이지만, 변비에 사용되는 한약은 그 작용이 강한 것부터, 비교적 약한 것까지 다양합니다. 크게 분류하면, ①대황을 포함하며, 작용이 강한 것, ②대황을 포함하지만 작용이 약한 것, ③대황을 포함하지 않는 것이 있습니다. (표3-4-5) **암환자 변비는 다양한 약물로 장관 연동 운동 저하가 원인이 되는 경우가 많으며, 진행성 재발암의 경우, 전신상태가 저하되는 경우가 많기 때문**에 위의 ② 혹은 ③을 사용하는 경우가 많습니다.

이런 가운데 고령자 암환자 첫 번째 선택지가 될 약은 ②에 포함되는 마자인환입니다. 최근 연구에서는 오피오이드계 약물로 인한 변비에 대해서 마자인환이 장 분비액을 증가하여 변비를 개선한다는 기전이 밝혀졌습니다.[3] 혹시 고령 환자에게 마자인환만으로 효과가 불충분한 경우는 윤장탕으로 변경합니다. 작용이 비교적 완만하며, 처방명 그대로 "장을 윤하게 한다"는 이미지가 있어서 대굴대굴 토끼똥 변이 나오는 경우에 사용합니다. 또 모르핀으로 인한 변비에는 대건중탕을 사용할 수도 있습니다.

표3-4-5 변비에 사용되는 한약

①대황을 포함하며 작용이 강한 처방	
승기탕류 承氣湯類	현저하게 복부팽만한 변비에는 대승기탕. 이것보다 조금 약한 처방은 조위승기탕, 여성에는 도핵승기탕을 사용함
방풍통성산 防風通聖散	암환자에는 많이 사용되지는 않지만 일반적으로는 복부비만형에 좋음
②대황을 포함하지만 작용이 약한 처방	
대황감초탕 大黃甘草湯	암환자에는 실제 많이 사용되지 않으며, 일반적인 변비에 사용되는 한약
마자인환 麻子仁丸	고령 암환자의 변비에 첫 번째 선택 한약
윤장탕 潤腸湯	고령 암환자의 변비에 자주 사용됨. 마자인환으로 효과가 약한 경우 선택
을자탕 乙字湯	치질에 사용. 변비를 개선함으로써 치질 치료 효과를 높임
계지가작약 대황탕 桂枝加芍藥 大黃湯	복부팽만, 경련성 복통 등을 동반하는 변비에 사용되는 한약
③대황을 포함하지 않는 처방	
계지가작약탕 桂枝加芍藥湯	작약으로 인한 장관운동 조절작용
작약감초탕 芍藥甘草湯	근육경련(쥐가 남)에 자주 사용하지만, 변비에도 효과
대건중탕 大建中湯	건중탕류(建中湯類)도 변비에 효과를 보임. 산초(山椒)로 장관 연동운동을 촉진시켜 배변을 개선. 최근 연구에서 변비에 대한 대건중탕의 유효성과 안전성이 확인되었으며, 또 농도의존적(dose dependent)로 7.5g/일보다15g/일이 더 효과가 있음[4]

Case 대장암(70대 여성)

■ 시행한 암치료와 증상

하혈이 발생한 S상 결장암으로 다른 병원에서 S상 결장 절제와 림프절 절제술을 받았다. Stage Ⅲa이였기 때문에 수술 후 보조화학 요법을 받았으나, 식욕부진 등 부작용이 심하여, 보조화학요법을 도중에 중지하여, 이후 암 보조요법 외래(종양내과)에서 관리하게 되었다. 원래 변이 딱딱하고, 변비 경향이 있었으며, 수술 후에 악화되었다.

■ 한약

쯔무라 마자인환 7.5g/일(분3·식전) * 14일치

■ 한약 투여 후 경과

2주 후 재진에서는 변이 딱딱하지 않아, 매일 편하고 쾌적하게 배변을 보았다. 이후 계속해서 투여하고 있다.

사용 시 요점

먼저 평소 배변상황이나 복약상황을 자세하게 문진하는 것이 중요합니다. 또 하제로 복통을 동반하는 경우도 있습니다. 하제는 시판약을 상용한다거나 다른 의사로부터 처방되어 있는 경우도 많기 때문에 주의가 필요합니다. 변비 증상에만 얽매이지 않고, 기타 식욕부진이나 냉증 등 없는지 전신을 살핌으로써, 환자에게 더욱 적절한 처방을 찾을 수도 있습니다.

3. 장마비[腸閉塞, 장폐색]

> **원인** 암 진행, 오피오이드계 약물, 수술로 인한 유착, 고도 변비
>
> **발현시기** 수술 후, 오피오이드계 약물 투여 시(투여 후 며칠 이후 언제든지 발현)

● 어떤 증상?

이름 그대로, 장관 내부가 폐색된 상태입니다. "일레우스(ileus)" 어원은 장 산통을 의미하는 그리스어 "에이레오스(eileōs)"입니다. **장폐색이 오면 복통, 오심, 구토, 복부팽망감 등 증상들이 나타납니다.** 증상 특징은 심한 복통이 나오는 시간대와 조금 완화되는 시간대가 반복되는 것입니다. 이런 이유로 병원 진료가 지연될 수 있습니다.

장폐색은 크게 기계적 장폐색과 기능적 장폐색으로 분류됩니다. 기계적 장폐색은 단순성 장폐색과 복잡성(複雜性) (교액성, 絞扼性) 장폐색으로, 기능적 장폐색은 마비성 장폐색과 경련성(痙攣性) 장폐색으로 분류됩니다. (표3-4-6) 그중에서도 교액성 장폐색의 경우 장간막이 말려 들여 장관에서 괴사를 일으킬 수 있는 위험이 있어, 긴급도가 높은 증상입니다.

암 그 자체가 원인인 **대장암(첫 증상이 되는 경우가 많음)의 경우 종양이 커져서 내강(內腔)이 협착 및 폐색 되어 발생합니다.** 또 **위암 등 복막파종으로 인해, 밖에서 장관이 점차 압박되어 발생됩니다.** 기타 **수술 후 합병증(유착 등)에서도 흔히 보입니다.** 약물이 원인인 것으로는 **오피오이드계 약물로 인한 장관마비부터 장폐색**이 있습니다. 항암제가 직접적인 원인이 되지는 않습니다(약물요법으로 인한 심한 변비부터 장폐색이 되는 경우는 있습니다).

표3-4-6 장폐색 분류와 원인

		원인
기계적	단순성	종양 증대로 인한 장관 폐색, 수술 후 유착
	교액성	수술 후 유착, 새끼줄 모양[索狀物], 장관의 축염전
기능적	마비성	오피오이드계 약물로 인한 장관마비
	경련성	히스테리, 납중독, 충수염, 담석증, 장관 손상

● 일반적 치료법

교액성 장폐색의 경우 장관 괴사 위험성이 있어서 긴급 수술 적응증이
지만, 그 이외 경우는 수술을 되도록 삼가하여, 수술로 인한 유착성 장
폐색 위험 증가를 예방합니다. 먼저 수액요법으로 수분 보충을 하면서 절
음 및 절식으로 소화관 상부부터 유입을 막아줍니다. 이것만으로도 좋아
지는 경우도 있지만, 소화관 내 액체 저류가 많은 경우는 관을 코부터 위
및 십이지장을 걸쳐, 공장(空腸) 상부까지 삽입하며, 저류한 소화액을 체
외로 배출합니다.

● 한약 치료방법과 근거

장폐색에 대한 한약으로 대건중탕이 유명합니다. 대건중탕은 4종 한
약재(건강, 인삼, 산초, 교이)로 구성되어 있어 장관 운동 촉진, 장관 혈류
증가, 소화관 호르몬분비 촉진 등으로 장폐색 억제 작용이 실험적으로
증명되었습니다.[5] 또 무작위대조군임상시험(RCT)[6]으로 임상시험 근거가
있어, 메타분석[7]에서도 그 유효성이 검증되었습니다.

혹시 대건중탕으로 효과가 불충분하면 계지가작약탕을 병용해서 "중
건중탕"으로 사용해도 좋습니다. 특히 경과가 길며, 장폐색이나 잠복성
장폐색을 반복하는 경우에 효과가 기대됩니다.

위암(40대 남성)

■ 시행한 암치료와 증상

    국소 진행성 위암 때문에 위부분절제을 하였고, 수술 후에는 장폐색 및 잠복성 장폐색이 반복되었다. 위절제 수술 후, 1회 식사량이 줄어들었으나, "먹으면 장폐색이 되지 않을까?"라는 생각으로, 끼니를 충분히 챙기지 못해, 수술 후 체중이 10kg 감소했다. 장폐색이 해소된 후 복부는 힘이 없으며, 장관의 연동음(蠕動音)이 감소되었다. 압통은 없었다.

■ 한약

    쯔무라 대건중탕 15.0g/일(분3·식전) * 14일치

■ 한약 투여 후 경과

    대건중탕 복약을 시작 후 장폐색은 발생하지 않았다. 그 후, 5년간 재발하지 않고 있다. 현재도 대건중탕은 지속적으로 복용중이다.

사용 시 요점

    대건중탕은 병동에서 장폐색 후에도 투여 가능합니다. 또는 상용량은 15.0g/일이기 때문에 다른 처방의 배 용량이므로 주의가 필요합니다.

    복부 수술 후나 암성 복막염 환자의 복부 통증 감별 진단에 장폐색이 항상 들어갑니다. 조금이라도 의심이 될 경우에는 혹시 모르니 입원을 권하는 것이 좋습니다.

참고문헌

1) Sakai H, et al:Active Ingredients of Hange-shashin-to, Baicalelin and 6-Gingerol, Inhibit 5-Fluorouracil-Induced Upregulation of CXCL1 in the Colon to Attenuate Diarrhea Development. Biol Pharm Bull, 40(12):2134-2139, 2017.
2) Mori K, et al:Preventive effect of Kampo medicine(Hangeshashin-to)against irinotecan-induced diarrhea in advanced non-small-cell lung cancer. Cancer Chemother Pharmacol, 51(5):403-406, 2003.
3) Harada Y, et al:Mashiningan Improves Opioid-Induced Constipation in Rats by Activating Cystic Fibrosis Transmembrane Conductance Regulator Chloride Channel. J Pharmacol Exp Ther, 362(1):78-84, 2017.
4) Hirose T, et al:Efficacy and Safety of Daikenchuto for Constipation and Dose-Dependent Differences in Clinical Effects. Int J Chronic Dis, 1296717, 2018.
5) Kono T, et al:Colonic vascular conductance increased by Daikenchuto via calcitonin gene-related peptide and receptor-activity modifying protein 1. J Surg Res, 150(1):78-84, 2008.
6) Okada K, et al:Evaluation of the efficacy of daikenchuto(TJ-100)for the prevention of paralytic ileus after pancreaticoduodenectomy:A multicenter, double-blind, randomized, placebo-controlled trial. Surgery, 159(5):1333-1341, 2016.
7) Ishizuka M, et al:Perioperative Administration of Traditional Japanese Herbal Medicine Daikenchuto Relieves Postoperative Ileus in Patients Undergoing Surgery for Gastrointestinal Cancer:A Systematic Review and Meta-analysis. Anticancer Res, 37(11):5967-5974, 2017.

5 구내점막염(구내염)

■ 대표적 한약·····························

- 첫 번째 선택은···································· 반하사심탕(p.82)
- 기타 보험적용 처방······························ 황련탕, 인진호탕

　구내점막염(구내염)은 항암화학요법이나 방사선요법을 받는 암환자에게 경험 빈도가 높은 증상입니다.

　구강점막은 세포분열이 빠르며, 항암제가 쉽게 흡수된다는 것, 백혈구 감소로 구강내 감염이 발생하기 쉽다는 것, 또 방사선에 의한 침샘 장애로 자정작용이 있는 침 분비가 감소된다는 것 등이 원인입니다. 통증 등으로 식사에 지장이 생기면 삶의 질(QOL)저하뿐만 아니라 음식섭취량이 감소되므로, 전신 상태가 악화됩니다.

> **원인** 항암화학요법, 방사선요법
>
> **발현시기** 항암화학요법에서는 치료 시작 후 1주경부터 발현하여 5~14일간 지속된다. 방사선요법 시작 후 2~3주경부터 발현하여, 6~8주 동안 지속된다.

표3-5-1 구강점막염 중증도

Grade 1	증상 없음 혹은 경도 증상; 치료 필요 없음
Grade 2	경구 섭취에 지장이 없는 중등도 통증 혹은 궤양; 식이 조절을 요함
Grade 3	심한 통증; 경구 섭취에 지장이 있음
Grade 4	생명을 위협; 긴급 초치를 요함
Grade 5	사망

(유해현상공통용어기준 v5.0 일본어번역 JCOG판부터 인용, 개편,
JCOG 홈페이지 http://www.jcog.jp/)

표3-5-2 구내염 원인과 증상 발현시기

항암제	치료 후 1주경부터 발현하여, 5~14일 정도 계속됨
방사선요법	치료 후 2~3주경부터 발현하여, 6~8주 정도 계속됨
면역억제로 인한 이차감염	상기로 인한 증상 발현~충분히 점막 보수가 될 때가지 계속됨

● 어떤 증상?

구강내(뺨, 잇몸, 혀 등) 혹은 입술에 "아프타(Aphtha)"라 불리는 회백색 원형 점막결손이 생겨, 통증을 동반합니다. 영어로는 "oral ulcer"이라 불리며, 궤양의 일종으로 인식합니다. 아프타가 악화되면 출혈되거나, 통증 때문에 음식 섭취에 지장이 생기기도 합니다. 증상이 심해지면 음식 섭취를 전혀 못하게 되는 경우도 있습니다. (표3-5-1)

구내염은 항암화학요법이나 방사선요법(두경부〈頭頸部〉 암, 식도암 등에 대한 조사〈照射〉)으로 빈번하게 발생하는 증상입니다. (표3-5-2) 항암화학요법 약물이나 방사선에 따라 구강점막 세포내에 활성효소가 발생됨으로 세포 DNA가 손상되거나, 사이토카인 등으로 인한 세포자연사(apoptosis)가

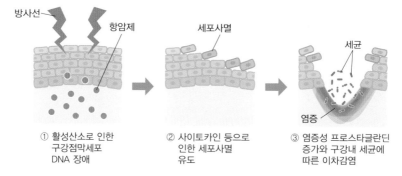

그림3-5-1　암치료 중 구강염 발생 기전

표3-5-3　구내염을 잘 유발하는 약물

- 에피루비신 Epirubicin(FARMORUBICIN®)
- 독소루비신 Doxorubicin(ADRIACIN® 등)
- 테가푸르 Tegafur/기메라실 Gimeracil/오테라실 Oteracil potassium(TS-1® 등)
- 카페시타빈 Capecitabine(XELODA®)
- 트리플루리딘 Trifluridine/티피라실 Tipiracil(LONSURF®)
- 수니티닙 Sunitinib(SUTENT®)
- 에베로리무스 Everolimus(AFINITOR®)

유도되거나, 염증성 프로스타글란딘(prostaglandin)이 증가되어 발생하는 것으로 밝혀지고 있습니다. (그림3-5-1) 또 백혈구감소에 따라 쉽게 감염이 되는 상태[이감염상태(易感染狀態)](p.111)에서 구강내 상재균(常在菌)으로 쉽게 감염되는 것도 증상이 악화되는 원인 중 하나입니다.

　구내염을 초래하는 대표적인 항암화학요법 약물을 표3-5-3에 제시합니다. 하지만 항암화학요법으로 인한 구내염은 구강 점막 상피세포 분열 속도가 빠르며, 그만큼 약제도 세포 내로 쉽게 흡수되어 나타나기 때문에 표3-5-3로 예로 든 외의 약물들을 사용했을 때도 발생합니다.

표3-5-4 MASCC/ISOO 가이드라인에서 권장 및 제언되어 있는 예방, 치료법 예

	예방법	치료법
권장	5-FU Bolus 투여 30분 전에 구강 내 냉각시킴(cryotherapy)	조혈줄기세포이식을 받은 환자에게 생기는 구내염에 통증 완화를 목적으로 모르핀 사용
제언	모든 연령대, 모든 암치료를 받는 환자는 예방적 구강케어를 행함	약물요법을 받은 환자에 생긴 구내염에 통증관리를 목적으로 펜타닐 파스제 사용

(문헌1)을 토대로 작성)

● 일반적 치료법

구내염 치료에 관해서는 세계암보존치료학회/국제안(眼)종양학회(MASCC/ISOO)에 따른 "암치료에 따른 점막 장애에 대한 근거기반 임상진료지침"이 있습니다.[1] (표3-5-4) 이 가이드라인에서 언급된 구강관리는 구내염 예방의 기본입니다. 일본에서는 2012년 급여 개정으로 "주술기 구강기능관리료(周術期口腔機能管理料)"가 신설돼, 암치료를 받는 환자에게 치과 진료가 급여화되어있습니다. 증상이 있는 경우 빨리 치과 치료를 받는 것도 중요합니다. 또 자가요법으로써 **가글(gargle)은 구강내 보습 및 청결을 위해, 자주 하는 것이 권장되고 있습니다.** 가글제는 침투압이 점막과 비슷해, 통증이 적은 생리식염수나 아줄렌술폰산(AZUNOL®)이 사용될 때가 많지만 심한 통증이 있는 경우에는 Lidocaine(XYLOCAINE®)을 사용할 때도 있습니다. (표3-5-5) 또 Povidone-iodine(ISODINE®)은 조직의 치료 과정을 억제할 수 있기 때문에 사용하지 않습니다.

일본에서 항암화학요법으로 인한 아프타성 구내염 치료에 스테로이드 외용약을 처방하는데 (표3-5-6), 스테로이드는 창상 치유 지연작용이 있기 때문에 MASCC/ISOO 가이드라인에서는 권장하거나 기재되지 않았

표3-5-5 **구내염에 사용되는 치료제(카나자와의과대학병원 보조요법팀)**

약제명	목적	용법용량
NEOSTELIN® Green가글액	아포가 없는 세균이나 진균류의 살균	**사용법** 2mL을 물로 100mL 타서 하루에 3~4회 가글
ASUNOL® 가글액4%	항염증작용, 창상치유 촉진	**사용법** 1회, 5~7방울을 100mL의 물 혹은 미지근한 물에 타서 하루에 3~4회 가글
알로푸리놀 Allopurinol	점막보호, 활성산소저해	**작성법** 정제를 분쇄하여, 현탁액을 만듦 **사용법** 하루에 20mL을 하루에 3회 1분 동안 가글 ※현탁액은 보관기관이 짧기 때문에 (1주일 정도) 주의
자일로카인 XYLOCAINE® 2%	통증완화	**사용법** 1회 5mL을 하루에 3회, 식전 5분 전에 2분 가글
ASUNOL®	항염증작용, 창상치유 촉진, 점막보호	**작성법** 글리세린 60mL, ASUNOL® 가글액 4% 1mL, 증류수 440mL **사용법** 1회 20mL을 하루 5~8회 가글
자일로카인 XYLOCAINE®, ASUNOL®	통증완화, 항염증	**작성법** XYLOCAINE® 액 4% 10~25mL, ASUNOL® 가글액 4% 1mL, 증류수 500mL **사용법** 1회 20mL을 하루에 3~4회 식전 5분 전에 2분 가글

습니다. 또 백혈구감소로 면역억제 상태가 된 경우, 칸디다성 구내염 등을 일으킬 가능성이 있기 때문에 **스테로이드 사용에는 주의가 필요합니다.**

표3-5-6 　**구내염에 사용되는 스테로이드 외용제**

덱사메타손 Dexamethasone	DEXALTIN® 구내용 연고 1mg/g
	APHTASOLON® 구내용 연고 0.1%
트리암시놀론아세토니드 Triamcinolone Acetonide	AFTACH® 구강 패치제 25µg

● 한약 치료방법과 근거

양방에서는 앞에서 말했듯이 국제적인 가이드라인은 있으나, 결정적인 예방법이나 치료법이 없는 상황이며, 한약 역할은 크다고 볼 수 있습니다. **구내염에 자주 쓰이는 대표적인 처방은 반하사심탕입니다.** 기타 효능 및 효과에 구내염이 기재되어 있는 처방은 인진호탕, 황련탕이 있습니다. 또 황련해독탕과 같이 효능 및 효과에 구내염은 없지만 코피, 습진, 피부염 등에 효능 및 효과가 있고 사용목표(변증)에 출혈을 포함하기 때문에 실제 임상에서 사용되는 것도 있습니다. 이들 이외 온청음, 육군자탕, 보중익기탕 등도 사용될 때도 있습니다.

이런 처방들 가운데, 특히 영어 SCI 논문에서 보고가 되어 있는 것은 반하사심탕입니다.[2),3)] Matsuda등 무작위대조군이상시험(RCT)[4)]에서는 90례의 대상환자(대장암에서 FOLFOX, FOLFIRI, XELOX요법을 받아, WHO 기준 1등급 이상의 구내염이 발생한 환자) 중 반하사심탕 투여군 43례는 대조군(비투여군) 47례에 비해 2등급 이상 구내염 지속기간이 유의하게 짧았습니다.

또 구내염은 환부가 노출되어 있기 때문에 환부에 직접 약제를 바를 수 있습니다. 그러므로 임상에서는 반하사심탕을 투여할 때, 표3-5-7과 같은 시도를 하고 있습니다.

표3-5-7 **구내염에 대한 반하사심탕 사용법**

- 반하사심탕을 상온의 물 혹은 미지근한 물에 타서 가글 한 후, 그대로 삼킴
- 산제에다 물을 추가해서 페이스트로 만들어내며, 면봉으로 구내염 부위에 바름
  (쉽게 바를 수 있도록 꿀을 추가하는 경우도 있음)
- 구강용 젤에다 비벼 구내염에 바름
- 반하사심탕을 물에 탄 후 얼음으로 만들어서 녹여 먹음
  (가정용 냉동실과 제빙 그릇으로 작성)

Case 위암(60대 남성)

■ 시행한 암치료와 증상

위절제 수술 후 재발한 위암에 대하여, XELOX요법을 시행. 투여 8일 후부터 구내염, 설사 증상을 보았다. 구내염은 자연 출혈이 되는 4등급 상태이며 식사도 못하게 되었다.

■ 한약

쯔무라 반하사심탕 7.5g/일(분3 · 식전) * 14일치

■ 한약 투여 후 경과

표준적인 구강 관리와 같이 반하사심탕을 복용했는데, 구내염 및 설사는 호전되었다. XELOX은 1주기만 시행 후 라무시루맙, 파클리탁셀(알부민 현탁형)요법으로 변경하였으나, 구내염이 재발했기 때문에 반하사심탕을 다시 복용하였고 개선되었다. 다음 치료주기에는 60%에 감량했더니 구내염은 없었다. 치료과정을 완수함으로써 항종양 효과를 얻었다.

사용 시 요점

"설사/묽은 변" 파트에서 소개한 "한약제제를 얼음으로 만든 것(氷韓藥)" (p.135)은 구내염 관리에서도 효과 있는 방법입니다. 다만 궤양이 활동성이거나 통증이 심할 때는 얼음이 자극이 되어 힘들 수도 있으니 주의해야 합니다.

참고문헌

1) Lalla RV, et al:MASCC/ISOO clinical practice guidelines for the management of mucositis secondary to cancer therapy. Cancer, 120(10):1453-1461, 2014.
2) Hitomi S, et al:The traditional Japanese medicine hangeshashinto alleviates oral ulcer-induced pain in a rat model. Arch Oral Biol, 66:30-37, 2016.
3) Kamide D, et al:Hangeshashinto(TJ-14)prevents radiation-induced mucositis by suppressing cyclooxygenase-2 expression and chemotaxis of inflammatory cells. Clin Transl Oncol, 19(11):1329-1336, 2017.
4) Matsuda C, et al:Double-blind, placebo-controlled, randomized phase II study of TJ-14(Hangeshashinto)for infusional fluorinated-pyrimidine-based colorectal cancer chemotherapy-induced oral mucositis. Cancer Chemother Pharmacol, 76(1):97-103, 2015.

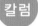 칼럼 미각장애에 대한 한약

항암화학요법 부작용으로 미각장애가 생길 수 있습니다. 미각장애는 양방에서 아연제제 등을 사용하는 경우가 많습니다. 한의학에서 정해진 처방은 없지만, 보중익기탕 (p.97, 표3-1-2)의 8가지 사용목표 중에 "식실미(食失味, 음식 맛을 잃다)"라는 항목이 있습니다. 그러므로, 미각장애가 있을 경우 보중익기탕을 사용해도 좋습니다. 기타 오심 등을 동반했으면 반하사심탕, 입이 쓰면 소시호탕, 구강내 건조가 심하면 맥문동탕 등을 고려해야 합니다.

6 말초신경장애, 대상포진 후 신경통, 근육경련 (쥐 나는 것)

▶ 대표적 한약

　여기에서는 신경이나 근육 통증 및 마비 등에 관한 증상을 정리했습니다. 이것들은 모두 힘든 증상이지만, 양방에서 잘 대응하지 못하고 있습니다. 그러나 한약을 사용하여 증상을 경감할 수도 있습니다.

　말초신경장애는 항암화학요법 부작용 중에서도 특히 대응이 어려운 증상 중 하나입니다. 양방에서는 몇 가지 약제(신경장애성 통증치료제)가 급여로 승인되어 있지만, 충분한 효과를 얻을 수 없는 경우도 많으며, 졸음 등 부작용도 간혹 나타납니다. 항암화학요법 후 면역기능 저하로 잘 발생하는 대상포진 후 신경통은 항바이러스요법을 마친 후, 신경통만 남는 경우 치료가 어렵습니다. 또 근육경련(쥐 나는 것)은 종아리 비복근 통증성 경련으로 취침 중 혹은 새벽에 많은 증상입니다. 실제 이 증상에 시달리는 암환자는 많은데, NSAIDs나 마사지 등의 효과는 제한적입니다.

1. 말초신경장애

> **원인** 항암화학요법
>
> **발현시기** 항암화학요법 시작일부터 발생하여, 5~14일간 지속된다. 그 후는 개선되는 경우도 있으나 장시간(때로는 수년간) 지속되는 경우도 있다.

● 어떤 증상?

말초신경이 장애되어 손끝 및 발끝 마비나 통증, 한냉 과민 등이 생겨납니다. 악화되면 젓가락을 들 수 없게 된다거나, 옷 단추를 못 잠급니다 (기능장애). 표3-6-1은 말초신경자애의 중등도를 나타낸 것입니다. Oxaliplatin(ELPLAT®)으로 인한 말초신경장애는 한랭 과민이 되어, 차가운 것을 만지면 심한 통증을 느낍니다. 또 옥살리플라틴의 말초신경장

표3-6-1　말초신경장애 중증도

	말초성 운동 신경병증	말초성 감각 신경병증
Grade 1	증상 없음; 임상소견 혹은 검사소견 뿐	증상 없음
Grade 2	중등도 증상; 일상생활 제한 없음	중등도 증상; 일상생활 제한 없음
Grade 3	고도 증상; 일상생활 제한	고도 증상; 일상생활 제한
Grade 4	생명 위협; 응급조치 필요함	생명 위협; 응급조치 필요함
Grade 5	사망	–

(유해현상공통용어기준 v5.0 일본어번역 JCOG판부터 인용, 개편,
JCOG 홈페이지 http://www.jcog.jp/)

애는 급성(며칠만으로 개선되며, 3주 이내 사라지는 유형)과 만성 및 축적성(3주 이상 지속하는 유형)으로 나뉩니다. 표3-6-2는 말초신경장애를 잘 유발하는 대표적인 약물들입니다. 약물에 따라서 장애가 생기는 기전도 약간 차이가 있습니다. (그림3-6-1) 신경세포 구조는 마치 구근(球根)에서 줄기가 퍼지는 듯 신경세포체부터 축삭(axon)이 길쭉하게 퍼져나가는데, 이들 중 옥살리플라틴을 비롯한 platinum계열 약제는 신경세포 자체를 손상하고, 파클리탁셀을 비롯한 taxanes계열 약제는 축삭을 손상하는 것으로 밝혀졌습니다.

표3-6-2 **말초신경장애를 잘 유발하는 약물**

- 도세탁셀 Docetaxel(TAXOTERE®)
- 파클리탁셀 Paclitaxel(TAXOL®)
- 알부민현탁형 파클리탁셀(ABRAXANE®)
- 옥살리플라틴 Oxaliplatin(ELPLAT®)
- 시스플라틴 Cisplatin(RANDA®, BRIPLATIN®)
- 빈크리스틴 Vincristine(ONCOVIN®)
- 빈블라스틴 Vinblastine(EXAL®)

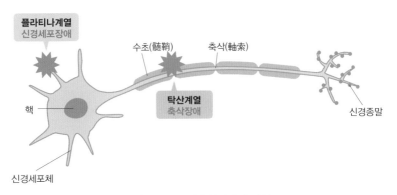

그림3-6-1 **말초신경장애 기전**

● 일반적 치료법

먼저 일반적인 방법은 원인이 될 약물를 감량하거나 중단하는 것입니다. 더불어 증상 완화 효과가 보고된 약물을 사용하는데, 실제로는 치료효과가 낮고, 비급여도 많은 상황입니다. 그중에서 약물요법에 따른 말초신경장애에 대해 **가장 일반적인 치료제는 프레가발린(pregabalin) (LYRICA®) 등 신경장애성 통증에 쓰는 약물입니다.** 말초신경에서 중추신경으로 통증을 전달하는 경로의 칼슘 채널을 방해합니다. 그러나 **현기증이나 졸음 등의 부작용이 있어, 투여량에 주의가 필요합니다.** 일반적인 신경통의 경우, 가바펜틴(gabapentin) (GABAPEN®) 등 항경련약을 사용할 때도 있지만 간기능장애를 초래하는 위험성이 있기 때문에 암약물치료에 의한 말초신경장애에 적극적으로 사용하지 않습니다(급여 아님). 항우울제 일종인 Duloxetine(CYMBALTA®)도 당뇨병성 말초신경장애나 만성요통 등에는 보험급여로 사용되지만, 항경련제와 같이 약물요법으로 인한 말초신경장애에는 보험급여가 되지 않습니다. 또 통증이 심할 때는 아편유사제(opioid)나 NSAIDs와 같은 진통제를 사용할 때도 있지만 빈도는 낮습니다.

기타 비타민제가 처방될 때도 있습니다. 비타민E는 시스플라틴으로 인한 말초신경장애에 효과적이라는 보고[1]가 있지만, 이후 부정적인 메타분석이 나왔습니다.[2] 비타민B_{12}는 일반적으로 말초신경장애에 사용되지만, 암약물치료에 따른 말초신경장애에 대한 유효성에는 근거가 없습니다.

● 한약 치료방법과 근거

이와 같이 양방에서 항암제로 인한 말초신경장애에 대해 결정적인 예방법이나 치료법이 없기 때문에 약물치료를 줄이거나 중단하는 경우가 많습니다. 그럴 경우 치료효과가 불충분하며, 생명 예후까지 영향을 끼칠 수도 있습니다. 이때 한약 역할이 많을 것입니다.

말초신경장애에 대한 대표적인 한약은 우차신기환입니다. 효능 및 효과에 "마비"가 있습니다(통증을 동반하면 하지통이라도 보험급여 지정 병명이 됩니다). 또 팔미지황환과 같이 효능 및 효과에 마비는 없지만, 좌골신경통, 요통 등 효능 및 효과가 있어, 사용목표(변증)에 마비가 있기 때문에 실제 임상에서 사용되는 것도 있습니다. 원래 팔미지황환에 우슬(牛膝), 차전자(車前子)를 추가한 한약이 우차신기환입니다.

우차신기환에는 몇 가지 영어로 작성된 논문 보고가 있습니다. 카보플라틴, 파클리탁셀요법을 받는 난소암과 자궁내막암 환자를 비타민B_{12}군(14례)과 비타민B_{12}+우차신기환군(15례) 두 군에 대한 무작위대조군임상시험(RCT),[3] 도세탁셀로 치료된 60례 유방암환자를 우차신기환군(33례)과 비타민B_{12}군(27례)으로 무작위대조군임상시험(RCT)으로[4] 말초신경장애 정도를 비교했는데, 우차신기환군에서 유의하게 말초신경 장애가 적다는 결과가 있습니다. 그러나 옥살리플라틴으로 인한 말초신경장애에 관한 몇 가지 무작위대조군임상시험(RCT)에서 대장암에서 FOLFOX 혹은 XELOX요법을 받은 환자 중, 우차신기환 투여 군은 비투여군(플라시보 투여군)에 비해 2등급 이상 말초신경장애가 유의하게 적다는 결과였으나,[5] 증례 수가 많아질수록 점차 부정적인 결과가 되었습니다.[6] (메타분석에서도 비슷하게 부정적인 결과이었습니다.[7,8])

인삼양영탕 유효성도 제시되었습니다.

이런 결과를 봤을 때, 말초신경장애에 대해서는 **taxanes계열을 투여한 경우와 platinum계열을 투여한 경우에서 다른 한약을 선택해야 할 수도 있습니다.**

Case 원발성 불명암(不明癌)(50대 남성)

■ 시행한 암치료와 증상

피부전이 병소로 내원하였다. 카보플라틴, 파클리탁셀요법을 시작하였는데, 3주기 치료부터 손발 마비를 자각하게 되었다.

■ 한약

쯔무라 우차신기환 7.5g/일(분3·식전) * 14일치

■ 한약 투여 후 경과

정량 그대로 항암화학요법을 지속하면서 우차신기환을 복용하였는데, 마비가 조금 개선되었다. 마비는 있지만 일상 생활을 하기에 문제가 없었기 때문에 동일 치료를 지속했는데, 항종양 효과가 인정되어, 완전반응(complete response)이라 판정되었다.

| 사용 시 요점

taxanes계열 약제로 인한 말초신경장애는 우차신기환으로 대응이 가능하지만, platinum계열 약제로 인한 말초신경장애에는 효과를 볼 수 없는 경우도 많습니다. 또 저림 외 전신증상을 신중하게 찾아내는 것이 한약 선택의 주요점입니다. 예를 들어 냉감이 심한 경우는 부자를 포함하는 한약를 생각하거나 전신권태감을 동반하는 경우는 인삼양영탕 등 보제(補劑)를 시도해 보는 것이 좋습니다.

2. 대상포진 후 신경통

● 어떤 증상?

대상포진은 유소년기에 수두(水痘)에 걸린 후, 수두 및 대상포진 바이
러스가 신경절에 잠복하던 중 피로, 수면부족, 스트레스, 면역억제 등 조
건에서 활성화되어, 발진(발적〈發赤〉, 수포〈水疱〉, 가피〈痂皮〉, 색소침착
〈色素沈着〉 등)이나 신경통을 일으키는 질환입니다. (그림3-6-2) 신경통
은 신경지배 영역에 따라 증식된 바이러스가 신경을 손상시켜 생기며, 통
증 정도는 아주 가벼운 것부터 심할 때는 잠을 못 잘 정도까지 다양합니

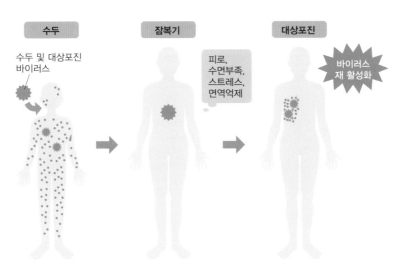

그림3-6-2 수두 및 대상포진 바이러스 감염과 대상포진

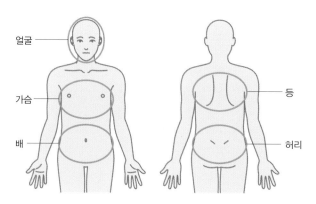

그림3-6-3 수두 및 대상포진 바이러스 감염과 대상포진

신경지배 영역에 띠모양(帶狀)으로 발진과 통증이 발현

다. (그림3-6-3) 환자는 "콕콕", "찌릿찌릿"이라 통증을 표현하는 경우가 많지만, 때로는 "전기가 흐르는 듯", "바늘로 찌르는 듯", "타는 듯"과 같이 통증을 호소하는 경우도 있습니다. 증상 발생 직후부터 발진이 보이지 않더라도 통증이 생길 수 있어, 며칠 후에 발진이 나타났을 때부터 대상포진이라 진단되는 경우도 있습니다. **발병하고 나서 90일 이상이 경과되고, 발진이 치유되었어도 신경통이 지속될 때를 대상포진 후 신경통이라고 합니다.**

항암화학요법치료 중에 면역 억제(백혈구감소)로 감염되기 쉬운 상태가 되어, 수두, 대상포진 바이러스가 다시 활성화되어, 대상포진을 발병하는 경우가 있습니다.

● 일반적 치료법

대상포진 발병 직후는 휴식을 취하며, 면역 기능을 개선 해야 합니다. 더불어 항바이러스제나 증상 완화를 위해 진통제 등을 사용합니다. (표3-6-3) 대상포진 후 신경통에서 통증을 없애기 위해 강한 진통제를 사용하면 부작용(졸음이나 권태감)에 시달릴 수 있어 주의가 필요합니다.

표3-6-3　대상포진 및 대상포진 후 신경통에 사용되는 약제

항(抗)바이러스제	아시클로버(ZOVIRAX®), 발라시클로비르(VALTREX®), 아메나메비르(AMENALIEF®)
NSAIDs	록소프로펜(LOXONIN®), 디클로페낙(VOLTAREN®)
비타민제	메코발라민(METHYCOBAL®)
신경장애성 통증개선제	프리가발린(LYRICA®)
마약계열 진통제	트라마돌 염산염 및 아세트아미노펜 복합제 (TRAMCET®)

● 한약 치료방법과 근거

대상포진 후 신경통에 대한 대표적인 한약은 계지가출부탕입니다. 효능 및 효과에 "신경통"이 있습니다. 기타 "신경통" 효능, 효과를 갖는 한약은 소경활혈탕, 오적산, 마행의감탕 등이 있습니다. 또 보중익기탕, 억간산, 시령탕은 효능 및 효과에 신경통은 없지만, 전신권태감, 불면, 부종 등을 동반하는 환자에게 효능, 효과가 있어 실제 임상에서 사용되는 것들도 있습니다.

계지가출부탕은 영어 논문 SCI 보고가 있습니다.[9] 60세 이상 대상포진 후 신경통 환자 15례를 대상으로, 계지가출부탕에 부자말(附子末) (1.0~5.0 g/일)을 처방한 환자군연구(증례집적연구, case series)입니다. 이 중 3례는 안면홍조와 복부 불쾌감으로 복용을 중단해서 12례를 해석하였는데, 증상개선율은 76.5±27.7%(평균값±표준편차)이며, '부작용은 없다'라는 결과입니다.

원발성 불명암(不明癌)(60대 여성)

■ 시행한 암치료와 증상

복부팽만감으로 내원한 원발성 불명암(선암) 환자에 대해 카보플라틴, 파클리탁셀요법을 시작하여, 순조롭게 항종양효과를 얻었으나, 4주 후부터 과거에 대상포진에 걸린 우측흉부에서 통증을 호소하였다. 피부에 이상은 없었다.

■ 한약

쯔무라 계지가출부탕 7.5g/일(분3·식전) * 14일치

■ 한약 투여 후 경과

정량 그대로 항암화학요법을 계속하면서 계지가출부탕을 복용하였는데, 2주 후에 통증이 조금 개선되었다. 이어 계지가출부탕을 계속 4주간 투여하여 통증을 거의 자각하지 못하였고, 항암화학요법을 계속하여 완전반응(complete response)이라 판정돼, 퇴원하게 되었다.

■ 사용 시 요점

대상포진 후 신경통은 마지막까지 자각증상이 있으며, 평가가 어렵기 때문에, visual analogue scale(VAS) 등을 사용하면서, 치료 전후 비교를 하는 것이 좋습니다. 또 한약처방도 몇 가지 선택 폭이 있으니 2주씩 평가하여, 혹시 4주 이상 전혀 변화가 없으면 한약을 변경하는 것을 고려해야 합니다.

3. 근육경련(쥐 나는 것)

> **원인** 과도한 근육 사용, 치료 중인 질환(당뇨병, 혈액투석 중 만성신부전, 알코올 중독, 척추관협착증 등), 약물(이뇨약, 항암제 등)
>
> **발현시기** 대부분은 야간이나 새벽에 발생

● 어떤 증상?

이른바 "쥐가 나는" 증상입니다. "종아리(비복근)"에 통증성 경련, 즉 "근육경련"을 말합니다. (그림3-6-4) 갑작스러운 종아리 경련과 동시에 심한 통증이 동반됩니다. 독자 분들 중에도 밤이나 새벽에 근육경련으로 잠에서 깬 분들이 많을 것입니다.

원인으로써는 과도한 근육 사용이나 치료 중인 질환(당뇨병, 간경변증, 혈액투석 중 만성신부전, 알코올 중독, 척추관협착증 등)외 약물로 인한 것들도 있습니다. 이뇨제, 치매 치료에 사용되는 콜린에스테라아제 억제제[Donepezil(ARICEPT®)], 항암제로는 시스플라틴이나 빈블라스틴 등의 약물이 근육경련의 원인이 됩니다.

● 일반적 치료법

원인을 막론하고 일반적으로 비복근을 쭉 뻗어 근육경련을 완화하는 것입니다. (그림3-6-5) 그리고 따뜻하게 마사지를 하면 편해집니다. 소염진통제나 근육이완제 등을 사용하는 일은 거의 없습니다.

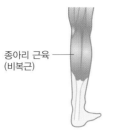
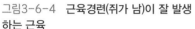

종아리 근육
(비복근)

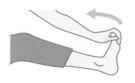

발끝을 몸통쪽으로 댕겨
종아리 근육을 신전시킴

그림3-6-4 **근육경련(쥐가 남)이 잘 발생 하는 근육**

그림3-6-5 **근육경련(쥐) 대처 방법**

● 한약 치료방법과 근거

근육경련(쥐 나는 것)에는 작약감초탕이 가장 좋은 한약입니다. 효능 및 효과에 "급격하게 근육경련을 동반하는 통증, 근육 및 관절통"이 있으며, 대부분 증상은 작약감초탕으로 치료 가능합니다. 한약에도 즉효성이 있는데, 작약감초탕은 복약 후 5분 정도만으로 효과가 나타날 수도 있습니다.

그러나 감초가 많이 포함되었기 때문에, 감초를 포함하는 다른 한약을 매일 복용하고 있는 환자들은 증상이 있을 때만 복용하는 것이 좋습니다. 저자는 우차신기환을 하루 3번 식전에 작약감초탕을 취침 전 1번 복용한다는 처방법을 자주 사용합니다.

어떤 임상시험에서 간경변증 환자 중, 관찰 기간에 주 2번 이상(2주간에 4번 이상) 근육경련이 발생한 환자 126명(작약감초탕군 65명, 플라시보군 61명)을 대상으로 한 위약 이중맹검 무작위대조군임상시험(RCT)에서[10] 작약감초탕 복용군에서는 플라시보군에 비해 근육경련 횟수가 유의하게 감소하였습니다. 다만 암환자를 대상으로 한 작약감초탕 무작위대조군임상시험(RCT)은 보고되지 않았습니다. 또한 우차신기환에 대해서도 간경변증 환자 근육경련에 우차신기환을 사용한 환자군연구(증례 집적연구, case series)를 저자들이 보고한 바 있습니다.[11]

대장암(70대 여성)

■ 시행한 암치료와 증상

Stage Ⅲb S상 결장암에 대해 S상 결장절제 수술 후에 보조화학요법으로서 XELOX요법을 예정대로 8주기 시행한 후 외래에서 경과 관찰하였다. 4주 전부터 직장 복귀하며, 서서하는 업무와 근무시간이 많아지면서 피로를 느끼기 시작했다. 2주 전부터 야간에 근육경련(쥐 나는 것) 때문에 잠이 깰 때도 있었다.

■ 한약

쯔무라 작약감초탕 2.5g/일(취침 전) * 14일치

■ 한약 투여 후 경과

작약감초탕을 하루 한 번 취침 전에만 복용했는데, 3일째 이후 근육경련은 전혀 일어나지 않았다. 2주 이후에는 취침 전, 특히 피곤함을 느낄 때만 복용했는데, 쥐나는 일은 전혀 없었다.

▍사용 시 요점

근육경련(쥐 나는 것)이 있더라도 그것을 의료인에게 전달하지 않는 환자도 있어, 때로는 우리가 먼저 "아픈 데는 없나요? 쥐나거나 하지 않으세요?"라고 물어보는 것도 좋습니다. 근육경련이 일어나는 시간대를 확인하여, 그 전에(야간이면 취침 전에) 작약감초탕을 복용하게 합니다. 또 예방을 위해, 보습 및 마사지 등의 생활지도를 합니다.

참고문헌

1) Argyriou AA, et al:A randomized controlled trial evaluating the efficacy and safety of vitamin E supplementation for protection against cisplatin-induced peripheral neuropathy : final results. Support Care Cancer, 14(11):1134-1140, 2006.
2) Huaping H, et al:E does not decrease the incidence of chemotherapy-induced peripheral neuropathy:a meta-analysis. Contemp Oncol, 20(3): 237-241, 2016.
3) Kaku H, et al:Objective evaluation of the alleviating effects of Goshajinkigan on peripheral neuropathy induced by paclitaxel/carboplatin therapy:A multicenter collaborative study. Exp Ther Med, 3(1):60-65, 2012.
4) Abe H, et al:The Kampo medicine Goshajinkigan prevents neuropathy in breast cancer patients treated with docetaxel. Asian Pac J Cancer Prev, 14(11):6351-6356, 2013.
5) Kono T, et al:Goshajinkigan oxaliplatin neurotoxicity evaluation(GONE):a phase 2, multicenter, randomized, double-blind, placebo-controlled trial of goshajinkigan to prevent oxaliplatin-induced neuropathy. Cancer Chemother Pharmacol, 72(6):1283-1290, 2013.
6) Oki E, et al:Preventive effect of Goshajinkigan on peripheral neurotoxicity of FOLFOX therapy(GENIUS trial):a placebo-controlled, double-blind, randomized phase III study. Int J Clin Oncol, 20(4):767-775, 2015.
7) Kuriyama A, et al:Goshajinkigan for prevention of chemotherapy-induced peripheral neuropathy:a systematic review and meta-analysis. Support Care Cancer, 26(4):1051-1059, 2018.
8) Hoshino N, et al:Goshajinkigan for reducing chemotherapy-induced peripheral neuropathy:protocol for a systematic review and meta-analysis. Int J Colorectal Dis, 32(5):737-740, 2017.
9) Nakanishi M, et al:Efficacy of traditional Japanese herbal medicines-Keishikajutsubuto(TJ-18)and Bushi-matsu(TJ-3022)-against postherpetic neuralgia aggravated by self-reported cold stimulation:a case series. J Altern Complement Med, 18(7):686-692, 2012.
10) 熊田卓, 他:肝硬変の「こむら返り」に対する芍薬甘草湯の効果. 日本東洋醫學雜誌, 54(3):536-538, 2003.
11) Motoo Y, et al. Effect of niuche-shen-qi-wan on painful muscle cramps in patients with liver cirrhosis:a preliminary report. Am J Chin Med, 25(1):97-102, 1997.

7 피부, 손톱장애

대표적 한약

- **피부장애에는** ······ 십전대보탕(p.70), 십미패독탕, 온청음, 소풍산
- **여드름모양 발진에는** ······················ 형개연교탕, 청상방풍탕
- **손발 거칢에는** ································ 계지복령환가의이인

피부 및 손톱병은 항암화학요법 중에 높은 빈도로 나타나는 증상입니다. 즉각적으로 생명을 위협하는 것은 아니지만, 직장 및 일상생활에 큰 장애를 주어, 삶의 질(QOL)이 나빠집니다. 증상 발현 방식도 원인이 되는 약물에 따라 수족증후군이나 여드름 모양 발진, 색소침착(이상), 피부 건조, 손톱주위염, 손톱 변화 및 변색 등 다양합니다. 또 여기에서는 자세하게 기술하지 못하지만, 방사선요법으로 인한 방사선피부염도 있습니다.

원인 항암화학요법, 방사선요법
발현시기 증상에 따라 달라짐(표3-7-1 **참조**)

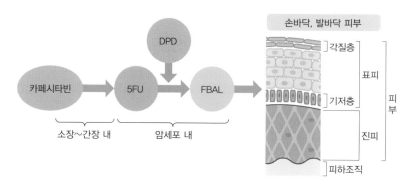

그림3-7-1 **카페시타빈(Capecitabine)의 수족증후군 기전**

DPD: 디하이드로겐나제, FBAL: α-fluoro-β-alanine

● 어떤 증상?

Capecitabine(XELODA®)을 비롯한 플루오르화 피리미딘계열 약제
나 다중 키나아제 억제 약물을 사용했을 때 수족증후군이 자주 발생합
니다. 손바닥이나 발바닥에서 압력이 가해지는 부위에 발적, 수포, 침식
이 생겨, 통증을 동반하기 때문에 중증화가 되면 물건을 잡을 수 없게 되
거나, 걸어 다닐 수 없게 될 수도 있습니다. 발생 기전은 밝혀지지 않았지
만, 항암제로 인한 피부 기저세포의 증식억제나 에크린 땀샘과의 관련성
등이 제시된 바 있습니다. (그림3-7-1)

여드름모양 발진은 특히 항 EGFR항체약 투여 후에 빈번하게 발생합니
다. 가슴부위나 등의 윗부분에 발진이 보이며, 가려움이나 통증은 심하
지 않은 편입니다. 투여 시작 4주쯤에는 꽤 넓은 범위로 발진이 나타나기
때문에 환자는 "미리 이야기 들었었지만, 이렇게까지 넓게 나올 줄 몰랐
네요…"라고 놀라는 경우도 있습니다.

색소침착은 카페시타빈(capecitabine)이나 테가푸르(tegafur), 기메라실
(gimeracil), 오테라실칼륨(oteracil potassium) (TS-1®)등의 약물을 복용
시 많이 확인되며, 손바닥, 손끝, 손톱 주변 등에서 색깔이 거무스름해집

표3-7-1 피부장애를 잘 유발하는 약물과 발현시기

	발현시기	약제
수족증후군	투여 후 2~3주경	카페시타빈 Capecitabine(XELODA®) 테가푸르 Tegafur/기메라실 Gimeracil/ 오테라실 Oteracil potassium(TS-1®) 복합제 수니티닙 Sunitinib(SUTENT®) 레고라페닙 Regorafenib(STIVARGA®) 렌바티닙 Lenvatinib(LENVIMA®) 등
여드름모양발진	투여 후 1~2주경	세툭시맙 Cetuximab(ERBITUX®) 제피니팁 Gefitinib(IRESSA®) 라파티닙 Lapatinib(TYKERB®) 수니티닙 Sunitinib(SUTENT®) 소라페닙 Sorafenib(NEXAVAR®) 등
색소침착	투여 후 3~4주경	카페시타빈 Capecitabine(XELODA®) 테가푸르 Tegafur/기메라실 Gimeracil/ 오테라실 Oteracil potassium(TS-1®) 복합제
피부건조	투여 후 2~3주경	세툭시맙 Cetuximab(ERBITUX®) 파니투무맙 Panitumumab(VECTIBIX®) 엘로티닙(TARCEVA®) 등
손발톱주위염	투여 후 2~3주경	세툭시맙 Cetuximab(ERBITUX®) 제피니팁 Gefitinib(IRESSA®) 라파티닙 Lapatinib(TYKERB®)
손톱 변화, 변색	투여 후 3~4주경	도세탁셀 Docetaxel(TAXOTERE®) 파클리탁셀 Paclitaxel(TAXOL®) 등

니다. 수족증후군을 동반할 때도 있지만, 색소침착만 나타날 수도 있습니다.

기타 항 EGFR항체약이나 다중 키나아제 억제제를 사용 시에는 피부가 건조돼, 꺼칠꺼칠해지며, 피부균열이나 출혈 등이 쉽게 발생할 수 있습니다.

손톱 증상에는 EGFR억제제 사용 시에는 손톱주위염이 taxanes계열 약제 등을 사용 시에는 손톱 변형 및 피부 변색(거무스름해짐) 등이 생깁니다.

상기와 같은 증상에 관련해서 발현시기와 원인이 될 약제를 표3-7-1에 정리하였습니다.

● 일반적 치료법

피부과에서 진찰을 받으면서, 암치료 의사가 항암제 등을 처방하는 경우가 많습니다. 그러나 **증상이 심해지면 항암제 약물의 감량 및 중단이 필수이기 때문에 먼저 예방하는 것이 중요합니다.** 예방은 보습제를 위주로 한 피부관리가 중심이 됩니다.

수족증후군은 압력이 가해지는 것과 같은 물리적 자극을 피하는 것, 치료 시작 전부터 손바닥이나 발바닥에 요소(尿素)나 살리실산을 포함하는 연고 및 크림으로 보습하는 것을 예방법으로 안내합니다(아침 및 취침 전 등 2~3회/일, 특히 건조하는 부위에는 꼼꼼히). 치료 목적으로 스테로이드 외용제를 사용합니다. 또 비타민B_6제제(피리독신)가 임상에서 사용되는 경우가 있지만, 카페시타빈으로 인한 수족증후군에는 효과가 없습니다.[1] 여드름모양 발진에는 예방으로써 항균약[Minocycline(MINOMYCIN®)]을 복용할 수 있습니다. 치료제로 스테로이드 외용제와 항균제 내복 및 외용을 시행합니다. 피부건조에 대해서는 예방 단계부터 지속적으로 보습을 합니다. 색소침착에 대해서는 안타깝게도 현재까지 예방 및 치료법은 없습니다. 손톱 증상 중 손톱주위염에 대해서는 치료로써 스테로이드 외용제와 테이핑을 실시합니다. 육아종이(肉芽腫) 심할 때는 외과적으로 수술할 때도 있습니다. 손톱 변화 및 변색에 대해 예방 및 치료법은 없으며, 매니큐어 등으로 보호할 수밖에 없습니다.

● 한약 치료방법과 근거

양방에서는 피부장애에 대해 외용제를 사용할 때가 많지만, 한약은 복용하여, 체내에서부터 대처하게 합니다. **피부장애에 자주 쓰이는 처방은 십전대보탕이나 그 구성 처방인 사물탕입니다.** 사물탕은 피부장애에 전반적으로 사용할 수 있으며, 효능 및 효과로 "피부가 건조하고, 색/윤기가 안 좋음", 증상으로 "동창, 기미"가 있습니다. 십전대보탕 사용목표(변증)에는 피부 건조가 있으며, 피부건조에도 사용할 때가 많습니다. 효능 및 효과에 피부병이 기재된 한약은 소풍산, 피부염에는 온청음, 황련해독탕, 승마갈근탕, 피부 화농증에는 배농산급탕, 급성습진(急性湿疹)에는 십미패독탕, 만성습진(慢性湿疹)에는 당귀음자, 습진에는 월비가출탕, 치두창일방, 시호청간탕, 온경탕 등이 있습니다. **여드름 모양 발진에는 형개연교탕, 청상방풍탕, 손발 거칢에는 계지복령환가의이인 등을 사용할 수 있습니다.**

다만 항암화학요법으로 인한 피부 및 손톱 병변에 대한 한약에 대한 무작위대조군임상시험(RCT)은 보고되어 있지 않으며, 영어 SCI 논문으로 된 증례보고도 거의 없습니다.

Case 　대장암(50대 남성)

■ 시행한 암치료와 증상

진행성 대장암 환자에 대해서 수술 후 보조항암화학요법으로 XELOX요법(카페시타빈+옥살리플라틴)을 시작하였으나, 치료 3주기부터 손바닥이나 발바닥에 발적, 수포 증상을 보여 수족증후군이라 진단되었다.

■ 한약

쯔무라 계지복령환가의이인 7.5g/일(분3·식전) * 14일치

▌한약 투여 후 경과

한 단계 감량하면서, 계지복령환가의이인을 내복했는데, 수족증후군이 조금 개선되었다. 완전히 증상이 개선되지 않았지만, 일상생활을 하기에 충분할 정도로 호전되어, 8번의 정해진 치료주기를 마칠 수 있었다.

▌사용 시 요점

약물 감량 및 중단을 되도록 피하기 위하여, 피부 및 손톱 병변을 쉽게 초래하는 요법(regimen)을 실시하는 경우에는 본격적인 피부 병변이 발생하기 전부터 예방을 위해 한약 치료를 시작하는 것이 중요합니다.

참고문헌

1) Toyama T, et al:A randomized phase II study evaluating pyridoxine for the prevention of hand-foot syndrome associated with capecitabine therapy for advanced or metastatic breast cancer. Breast Cancer, 25(6):729-735, 2018.

8 부종

대표적 한약

• 부종에는 ·································· 오령산(p.66), 시령탕

암환자에 자주 나타나는 부종은 종아리 부종 등 국소성 부종부터 전신 부종까지 다양합니다. 유방암이나 부인과 암수술 후에 림프절 청소술로 림프관이 절단되어 생긴 림프부종은 난치성입니다. 대부분의 부종은 식욕부진 등으로 경구섭취가 감소되어, 혈중 단백농도(특히 알부민농도)가 낮아져서, 혈중농도를 유지하기 위해 세포 외로 수분이 이동하기 때문에 발생한 것입니다. 또 암성 복막염이나 비암성 복수를 동반하는 경우도 많습니다.

> **원인** 암 자체 혹은 치료 부작용으로 인한 경구섭취 감소, 항암화학요법(특히 도세탁셀, 시스플라틴)
> **발현시기** 원인에 따라 달라짐

표3-8-1 **부종의 중증도**

	안면 부종	사지 부종	체간 부종
Grade 1	안면에만 부종	팔다리 가운데, 가장 크게 보이는 부분의 체적 혹은 둘레 차이가 5~10% 부종; 잘 관찰함으로 부었거나 사지의 해부학적 구조가 불분명하게 되어 있는 것을 확인	진찰에 따라 부종이 있거나 사지의 해부학적 구조가 불분명한 정도를 확인
Grade 2	안면에만 부종 중등도 부종; 일상생활 가능	팔다리 가운데, 가장 크게 보이는 부분이며 체적 혹은 둘레 차이가 10~30%; 많이 부었거나 사지 해부학적 구조가 불분명한 정도를 확인; 피부 주름이 소실됨; 해부학적 윤곽 이상이 쉽게 보임; 일상생활 가능	진찰에 따라 해부학적 구조가 불분명한 정도를 확인; 피부 주름이 소실됨; 해부학적 윤곽 이상이 쉽게 보임; 일상생활 가능
Grade 3	고도 부종; 일상생활 제한	팔다리 체적 차이 > 30%; 해부학적 윤곽 이상이 쉽게 보임; 일상생활 제한	해부학적 윤곽 이상이 쉽게 보임; 주변 외 일상생활 제한
Grade 4	–	–	–
Grade 5	–	–	–

(유해현상공통용어기준 v5.0 일본어번역 JCOG판부터 인용, 개편,
JCOG 홈페이지 http://www.jcog.jp/)

● 어떤 증상?

부종이 생기면 종아리 전부를 손가락으로 눌러보면 움푹 들어가기 때문에 환자 본인이 자각할 수도 있습니다. 수분이 저류되어 체중도 증가하지만, 음식섭취가 불충분한 경우에는 근육량 및 지방량 감소로 상쇄되어, 체중 증가가 관찰되지 않는 경우도 많습니다. 전신 부종이 되면 눈꺼풀이 붓거나 얼굴 모양이 변합니다(상대정맥증후군에서도 안면 부종이 생깁니다). (표3-8-1) 여러 항암제 중 일부는 부종을 발생하기

표3-8-2 도세탁셀 부종 출현율

1주기	2주기	3주기	4주기	5주기	6주기
1.9%	3.5%	4.7%	9.8%	16.2%	20.6%

(문헌1) 수정

도 합니다. taxanes계열에서는 Docetaxel(TAXOTERE®), platinum계열에서는 Cisplatin(BRIPLARIN®, RANDA®) 등은 부종을 잘 유발합니다.[1] Docetaxel은 혈관 투과성이 항진되어, 시스플라틴은 신장장애가 발생되어 부종이 발생하는 것으로 추정합니다. 부종의 발현은 Docetaxel은 투여 후 몇 주~몇 달 사이에 발생합니다. 부종은 종아리부터 시작되어 치료주기가 증가할수록 부작용 발생률이 높아집니다. (표3-8-2) 또 시스플라틴은 첫 번째 치료주기에서도 발생하기 때문에 치료 시작부터 주의해야 합니다.

또 유방암이나 부인과 암에서 자주 보이는 림프부종은 림프절 청소술이나 방사선요법으로 림프 흐름이 정체되기 때문에 발생합니다.

● 일반적 치료법

보통 부종에는 먼저 경구 이뇨약을 복용하게 합니다. 혈청 알부민 농도가 낮은 경우는 규정량 이내 알부민 제제를 주사합니다. 림프부종 치료로써 의료용 탄성스타킹 착용, 림프 배액(drainage) 등이 있지만, 한번 발생되어 진행되면, 완치가 어렵습니다. 감염예방이나 압박을 피하는 등 예방이 중요합니다.

● 한약 치료방법과 근거

부종에 대한 대표적인 처방은 오령산이나, 오령산에 소시호탕을 합한 시령탕입니다. 오령산은 일반적으로 부종에 자주 사용되며, 염증을 동반한 부종에는 시령탕을 권장합니다. 효능 및 효과에 "부종"이 있는 한약은 오령산 외에도, 방기황기탕, 목방기탕, 방풍통성산, 육미지황환, 우차신기환, 시령탕, 인진오령산이며, 허리 아래 부위 부종으로 저령탕이 있습니다. 암 환자의 부종 증상에 이런 처방들을 사용할 수 있는지 생각해 보는 것이 좋습니다. 림프 부종은 난치성이지만 오령산, 시령탕은 시도해 볼 가치가 있습니다(하단Case 참조).

근거로 무작위대조군임상시험(RCT)은 아니지만 림프 부종에 대한 오령산 유효성에 관한 환자군연구(증례 집적연구, case series)가 있습니다.[2] 연구에 따르면 치료한 21례중 오령산 단독 유효율이 78%, 기타 한방제제 와의 병용으로 92%, 특히 시령탕과의 병용이 효과적이었습니다.

Case 자궁내막암(60대 여성)

▌시행한 암치료와 증상

다발적 전이를 동반하는 자궁내막암 환자에게 항암화학요법(도세탁셀+카보플라틴), 방사선요법 등을 시행하던 중 복부에서 하지까지 광범위한 부종이 발생하였다. 저알부민혈증(2.5g/dL 미만)에 림프 부종도 합병된 상태라고 추정되었다. Furosemide(LASIX®) 40mg 투여를 시작하였으나 별 효과를 보지 못했다.

▌한약

쯔무라 오령산 7.5g/일(분3·식전) * 14일치

▌한약 투여 후 경과

푸로세미드에 오령산을 병용하였는데, 현저하게 부종이 감소하였다. 완전하게 부종이 사라지지 않았지만 항암화학요법을 지속할 수 있어, 종양이 축소되어 퇴원할 수 있게 되었다.

사용 시 요점

부종을 발견했을 때에는 체중 측정이 중요하다는 것을 환자나 가족들한테 전달해야 합니다. 외래 통원 환자의 체중이 급격하게 증가한 경우는 부종 여부를 먼저 확인해야 합니다. 또 옷이 작게 느껴지거나 피부를 눌렀을 때 눌린 자국이 남아 있는지 등 증상 여부도 확인하여, 부종이 의심되는 경우에는 염분 섭취를 줄이는 등의 대응도 필요합니다.

다만 한약제제에 포함되는 감초는 위(僞)알도스테론증에 의해 부종을 유발할 수 있어 주의해야 합니다.

참고문헌

1) タキソテール®インタビューフォーム
2) Komiyama S, et al:Feasibility study on the effectiveness of Goreisan-based Kampo therapy for lower abdominal lymphedema after retroperitoneal lymphadenectomy via extraperitoneal approach. J Obstet Gynaecol Res, 41(9):1449-1456, 2015.

9 해수, 기침

■ 대표적 한약

- 마른 해수, 기침에는·····························맥문동탕(p.78)
- 목에 무언가 걸린 느낌(담 이외)에 해수(咳嗽), 기침에는
  ·····························반하후박탕(p.80)
- 염증을 동반하는 해수, 기침에는···························시박탕

　호흡기는 비강(鼻腔)부터 폐까지를 말하며, 상기도(上氣道)와 하기도(下氣道)로 구분합니다. 암에 관한 호흡기 증상도 호흡기의 여러 부위에서 발생합니다. 좀처럼 한약으로 대처하기 어려운 것도 있지만, 해수 기침에 관해 양방에서 효과를 보지 않았는데, 한방으로 호전되는 경우도 있습니다. 양방으로 효과가 없었어도, 한방으로 좋아질 수 있습니다.

> **원인** 암 진행, 구강내 건조, 아편유사제(opioid), 항암화학요법으로 인한 간질성폐렴, 방사선요법 등
> **발현시기** 원인에 따라 달라짐

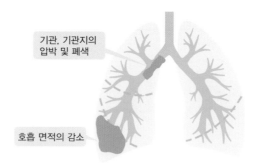

기관, 기관지의
압박 및 폐색

호흡 면적의 감소

그림3-9-1 **폐암으로 인한 호흡기 증상**

● 어떤 증상?

암으로 인한 호흡기 증상은 폐암(원발성, 전이성이든)에서 종양이 커지면서 호흡면적이 줄어들거나, 기관 및 기관지가 압박 혹 폐색됨으로 발생하는 해수 기침, (그림3-9-1) 구강내 건조로 인한 건성 해수기침, 아편유사제(opioid) 부작용인 호흡 억제 등이 있습니다. 병이 진행됨에 따라 증상이 심해지며, 해수 기침이나 객담 외, 숨이 차거나 호흡곤란 등이 일어납니다. 완고한 해수 기침이 지속되면 환자는 그것만으로 피폐해집니다. 또 항암화학요법으로 간질성폐렴(p.181 참조)이나 방사선요법으로 인한 방사선 폐렴 등 치료가 필요한 경우도 있어 주의가 필요합니다.

● 일반적 치료법

해수나 객담에 대해 진해제 및 거담제를 사용합니다. 산소가 불충분한 경우는 산소요법을 실시합니다.

● 한약 치료방법과 근거

해수 기침에 대해 맥문동탕을 사용할 수 있습니다. 맥문동탕은 보통 해수 기침보다 마른 해수 기침에 사용합니다. **목에 무언가(담 이외) 걸린 것 같은 느낌(매핵기)에는 반하후박탕**이 적절하며, **염증을 가진 경우에는 시박탕(반하후박탕**

과 소시호탕 합방)이 좋습니다. 기타 가래를 동반하는 경우는 청폐탕, 미열을 동반하는 경우는 자음강화탕이 좋습니다. 또 인삼양영탕이 사용목표(변증)에도 해수 기침이 포함되어 있으며, 임상적으로 사용할 수 있습니다.

근거로 암에 한정된 것은 아니지만, 해수 기침에 대한 맥문동탕의 유효성 및 안전성에 대해 체계적 문헌고찰(systematic review)이 있습니다.[1] 다만 이는 일본 이외, 중국이나 한국의 연구들을 포함하기 때문에 한약제제 외 탕약도 포함합니다. 그것에 따르면 9개의 무작위대조군임상시험(RCT)에서 총 환자 수 2,453례를 대상으로 하였는데, 다양한 병태(1,145례)에서 해수 기침과 관련하여, 진통제만 투여한 군에 비해 맥문동탕을 병용한 군에서 74%로 해수 기침 등급이 좋아졌습니다. 그러나 복용 5일까지는 유의한 차이를 보였으나, 그 이후는 유의한 차이는 없었습니다. 폐암, 만성폐색성폐질환, 기관지천식 등 특정한 질환의 기침에 대해 맥문동탕의 유효성에는 일정한 결과를 얻지 못했습니다. 감염 후에 오래 가는 기침에 대한 맥문동탕 무작위대조군임상시험(RCT) 19개에서 β_2 자극제에 맥문동탕을 병용 투여한 군이 비병용군에 비해서 4일째, 5일째 기침 정도가 유의하게 좋아졌습니다. 그러나 2주째부터는 양군 간에 차이가 없어졌습니다.[2] **'맥문동탕은 적어도 단기적인 효과는 기대해도 될 것 같다'**라고 볼 수 있습니다.

Case 신장세포암(60대 남성)

▌시행한 암치료와 증상

다발적 폐전이를 동반하는 신(腎)세포암에 대해서 Interferon, Axitinib(INLYTA®), Everolimus(AFINITOR®) 등을 순차적으로 사용하였으며, 폐전이 병소가 큰 경우에는 완화적 방사선치료를 시행하였다. 뚜렷한 간질성폐렴은 없으며, 방사선 폐렴도 아주 경도였으며, 며칠 전부터 해수 기침이 나빠지며, 새벽에도 해수로 인해 숙면을 취하지 못한다는 것이었다.

▌한약

쯔무라 맥문동탕 9.0g/일(분3·식전) * 14일치

쯔무라 시박탕 3.0g/일(취침 전) * 14일치

▌한약 투여 후 경과

주간, 야간 모두 해수 기침이 줄었으며, 수면도 좋아졌다. 해수 기침 증상은 완화할 수 있었다.

▌사용 시 요점

암환자의 호흡기 증상은 암의 진행으로 인한 것, 항암화학요법 및 방사선요법으로 인한 것, 감기나 기관지염 등 감염증이 원인이 된 것 등이 있어, 감별이 필요합니다. 간질성폐렴 등 원인에 따라 가급적 대응이 필요한 경우도 있으므로, 환자들에게 자가요법의 일환으로 호흡기 증상 유무에 대해 주의하게 지도해야 합니다.

참고문헌

1) Kim KI, et al:A traditional herbal medication, Maekmoondong-tang, for cough:A systematic review and meta-analysis. J Ethnopharmacol, 178:144-154, 2016.
2) Irifune K, et al:Antitussive effect of bakumondoto a fixed kampo medicine(six herbal components) for treatment of post-infectious prolonged cough:controlled clinical pilot study with 19 patients. Phytomedicine, 18:630-633, 2011.

간질성폐렴과 항암제 및 한약제제

항암제 등의 부작용으로 약물 유발 간질성폐렴이 자주 발생할 수 있는데, 주의해야 합니다. 간질성 폐렴의 증상인 발열, 해수 기침, 호흡곤란감 등은 감기와 비슷하거나, 투여 시작일부터 일정시간이 지나 발생되어 진단이 느려져 치명적인 사태가 될 수 있기 때문입니다.

약물 유발 간질성 폐렴을 잘 유발하는 위험한 대표적인 약물을 아래의 표로 제시합니다. 세포장애성 항암제나 분자표적치료제 외, 가장 많이 사용하게 된 면역 관문 억제제에서도 간질성폐렴은 생길 수도 있습니다. 발병은 주로 면역학적 기전에 따르지만 항암제로 인한 직접적인 세포장애, 사이토카인 등도 관련이 있습니다. 또 암이 아니지만 C형 만성간염 치료에 사용되는 인터페론은 한약제제의 소시호탕과 병용하면 특히 간질성폐렴 발병률이 높아지기 때문에 병용은 금기로 되어 있습니다. (p.38 참조) 또 간질성폐렴이 발생한 경우에는 부신피질스테로이드를 투여합니다. 심한 경우에는 펄스 스테로이드 요법을 3일 동안 시행합니다.

표 **간질성폐렴을 잘 유발하는 약**

세포장애성 항암제	젬시타빈 Gemcitabine(GEMZAR®), 블레오마이신 Bleomycin(BLEO®)
분자표적치료제	EGFR-TK 억제제: 제피니팁 Gefitinib(IRESSA®), 엘로티닙(TARCEVA®) mTOR 억제제: 에베로리무스 Everolimus(AFINITOR®)
면역관문억제제	니볼루맙 Nivolumab(OPDIVO®), 펨브롤리주맙 Pembrolizumab(KEYTRUDA®), 아테졸리주맙 Atezolizumab(TECENTRIQ®), 더발루맙 Durvalumab(IMFINZI®)
한약제제	소시호탕小柴胡湯 등 시호제

10 암성통증

대표적 한약 ···

- 진통제와 병용하여 진통작용을 높이기 위해서는

  ··············· 우차신기환(p.64), 계지가출부탕(p.62) 억간산(p.88),

  가미소요산

　암이 진행되어 커지면서 신경을 침범·침윤하거나, 뼈로 전이되어 심한 통증(암성통증)이 생깁니다. 고형(固形)암이 간(肝)이나 폐(肺)로 전이되어 통증을 일으키거나, 주변 장기를 압박해서 생기는 통증도 있습니다. 암성통증이 계속되면 정신적 혹은 사회적으로 나쁜 영향을 주기 때문에 암 치료에서 통증에 대한 대응은 중요합니다. 그래서 다양한 진통제를 사용합니다. 한방에도 진통작용을 가진 한약재를 함유한 처방이 있지만, 실제로는 한방만으로 대응하는 것은 어렵습니다. 그러나 양방 약물에 없는 작용을 가진 한약과 진통제를 병용함으로써 더 좋은 진통 효과를 기대할 수 있을 것입니다.

표3-10-1 **암성통증의 종류**

체성통	· 피부, 관절, 근육 등 체성조직에 생김 · 바늘로 찌르는 것 같은 통증, 쑤시는 듯한 통증이 특징
내장통	· 장기(소화관, 간, 신장 등) 폐색 및 염증으로 인해 생김 · 장기 기능이 저하되며, 직접적으로 생명 위협 · 내장에서 유래된 둔한 통증, 폐색 등이 발생하면 오심 및 구토를 동반하는 강한 통증
신경장애 성통증	· 신경에 암이 침윤되어 생기는 통증으로 장애 받은 신경에 발생 · 통증과 동시에 운동마비, 자율신경장애를 동반하는 경우가 있어, 일상생활에 지장을 주며, 대응하기 어려운 경우가 많음

원인 암의 증대, 전이, 침윤(浸潤)

발현시기 암의 진행기

● 어떤 증상?

암성통증의 종류는 체성통(体性痛), 내장통(内臓痛), 신경장애성통증(神経障礙性疼痛)의 세가지로 구분됩니다. (표3-10-1) 체성통은 예리한 통증, 내장통은 둔한 통증, 신경장애성통증은 신경에 따른 통증이 특징입니다. 통증과 동시에 근육이나 관절 가동역 범위의 제한, 내장 기능저하에 따른 소화기증상, 운동마비나 방광직장장애 등을 합병하는 경우도 있습니다.

● 일반적 치료법

WHO 진통제 사다리(그림3-10-1)에 따라, NSAIDs 등 비(非)아편유사제(opioid) 진통제부터 시작하여, 효과가 불충분한 경우에는 거기에 약한 아편유사제(코데인 등) 추가, 더 필요한 경우에는 강한 아편유사제(모르핀, 펜타닐, 옥시코돈 등)을 병용합니다. 진통보조제는 진통제와의 병용

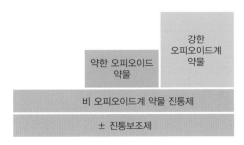

그림3-10-1 WHO의 통증을 없애는 사다리

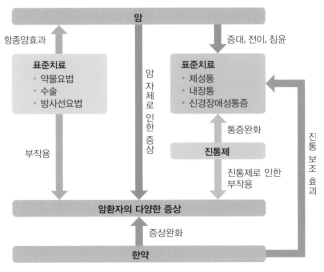

그림3-10-2 **암성통증에 대한 한약의 역할**

으로 효과를 나타내는 약물로, 항우울제, 항간질제, NMDA수용체 길항
제(N-methyl-D-aspartate receptor antagonist, 중추신경계 과민성이나
기억 등에 관련) 등입니다.

또 방사선요법으로 통증 원인이 된 국소 종양을 축소하여 통증 완화
를 시도할 때도 있습니다.

● 한약 치료방법과 근거

한약에도 진통작용을 가진 한약재를 포함한 처방은 있으나 암성통증은 한약만으로 대처하기는 너무 심합니다. 때문에 한약은 표준적 통증완화 보조 역할로써, 진통제로 인한 부작용 대책 등에 사용할 때가 많습니다. (그림3-10-2) 다만 양방 약물에 없는 작용을 가진 한약을 병용함으로 진통제 작용을 더 높이는 효과를 기대할 수 있습니다.

암성통증을 호소하는 환자에 대해서는 부자를 포함하는 처방(우차신기환이나 계지가출부탕)을 사용할 수 있습니다. 보제(십전대보탕, 보중익기탕, 인삼양영탕, 육군자탕)를 사용하면서, 조제용 수치(修治) 부자말(附子末)을 추가하는 방법도 있습니다. 이러한 부자를 포함하는 한약을 WHO 사다리에 따라 진통제에 추가함으로써 그림3-10-1의 사다리를 한 단계 넘어가는 것(더 작용이 강하지만 부작용도 큰 약제를 사용)을 지연시키는(혹은 회피시키는) 가능성도 생깁니다. 기타 **진통제를 병용함으로써 진통작용을 높이는 한약에는 억간산이나 가미소요산 등이 있습니다.** 부작용이 강한 진통제 사용량을 되도록 억제하면서 삶의 질(QOL)을 양호하게 유지하며, 사회생활을 보내고 싶다고 희망하는 환자에는 한약제제 사용은 적절합니다.

암성통증에 관한 무작위대조군임상시험(RCT)은 현재까지 없지만, 신경장애성 통증에 대한 억간산 유효성에 관한 환자군연구(증례 집적연구, case series)는 있습니다.[1]

Case 췌장암(70대 여성)

▌시행한 암치료와 증상

췌장체부암으로 다발적 간(肝)전이를 동반하였으며, 당뇨병을 갖고 있었다. 암성통증이라 생각되는 심와부통(둔통)이 있으며, 식욕부진, 불면도 호소하였다. 짜증내면서 자기 증상 및 주

암에 대한 약물요법으로 Gemcitabine(GEMZAR®), 통증에는 Loxoprofen(LOXONIN®)이나 Tramadol(TRAMAL®)이 투여받았다. 암치료 보조외래(종양내과)에서는 Oxycodone(OXYCONTIN®)을 시작하였으나 졸림이나 식욕부진을 심하게 호소하였다.

▌한약

쯔무라 가미소요산 7.5g/일(분3·식전) * 14일치

▌한약 투여 후 경과

가미소요산을 복용 후, 짜증난 모습이나 공격적인 말이 서서히 없어졌으며, "통증도 어느 정도 완화되었다"라고 하였다. 이후 계속 투여하여, 3개월 후에 가까운 의원으로 옮기게 되었다.

▌사용 시 요점

통증 완화의 표준적인 치료를 하면서 한약을 병용함으로써, 양방 치료로 생길 부작용을 없애거나 및 줄여주어, 삶의 질(QOL)을 양호하게 유지하면서 요양 생활을 보낼 수 있게 합니다.

참고문헌

1) 光畑裕正:神経障害性疼痛に対する抑肝散の治療効果. 漢方医学, 37(2):99−103, 2013.

11 불면, 우울증상

대표적 한약 ·

- 불면에는
  · · · · · · · · · · · · · 가미귀비탕(p.60), 억간산(p.88), 산조인탕, 가미소요산
- 우울증상에는 · · · · · · · · · · · · · · · · · · · 반하후박탕(p.80), 시박탕, 향소산

    암은 신체적인 증상 외에도 정신적인 증상을 나타나게 합니다. 그중에서도 빈도가 높은 증상은 불면이나 우울 증상입니다. 이는 "암=죽음"이라는 이미지 때문이 아닐까 합니다. 암이라 진단받거나, 통보받거나, 알게된 것만으로도 불면이나 우울 상태가 될 수 있습니다. 또 불면이나 우울 증상은 전신권태감이나 식욕부진 등 신체적 증상과도 관련이 있습니다.

    불면에는 수면유도제, 우울증상에는 항우울제 등, 각각의 증상에 약물을 이용하여 조절 가능하지만 약물 수가 증가될 뿐만 아니라, 약물을 거듭 복용함으로 인한 부작용도 우려됩니다. 그러나 한의학에서는 하나의 한약으로 대응이 가능할 수도 있습니다. 여기에서는 그런 접근법을 소개하고자 합니다.

> **원인** 암 통보의 충격, 치료 불안, 진행 및 재발 시 고통, 의료종사자와의 의사소통 문제, 신체적 고통으로 인한 수면장애 등
>
> **발현시기** 암 의료 어느 상황에서도 생김

● 어떤 증상?

불면(수면장애)에는 입면장애(잠들기 어려움), 중도각성(중간에 자꾸 깸), 조조각성(원하는 기상시간보다 2시간 이상 전에 깨어서, 그 후에 못 잠), 숙면장애(시간적으로는 충분하지만 숙면감이 없음) 등이 있습니다.

우울증상은 정신증상과 신체증상으로 나눠집니다.(그림3-11-1) 정신증상은 억울 기분, 집중력 및 판단력 저하, 의욕 저하, 불안 및 초조감 등이 있습니다. 신체증상에는 불면 외, 식욕부진이나 피로감, 변비 등이 있습니다.

암환자의 불면이나 우울증상을 보이게 되는 큰 계기는 암을 통보받아 알게 되는 것입니다. 여기서 말하는 통보는 처음 암의 진단뿐만 아니라, 암의 재발 및 악화 등의 설명도 포함됩니다. 최근에는 기본적으로 의료인이 직접 환자 본인에게 암에 대해 통보를 합니다. 당연한 것이지만 환자 입장에서 암의 통보는 매우 큰 충격 및 스트레스가 됩니다. 암에 대한 통보로 인해 큰 스트레스를 받은 환자 심리상태는 그림3-11-2와 같은 경과

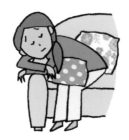

정신증상
• 억울한 기분
• 집중력 및 판단력 저하
• 의욕 저하
• 불안 및 초조감
• 절망감 및 열등감
• 얼굴 표정이 단순해지거나 무표정 등

신체증상
• 불면(수면장애)
• 식욕부진
• 피로감
• 변비
• 성욕감퇴 및 월경이상
• 통증 등

그림3-11-1 **우울증상**

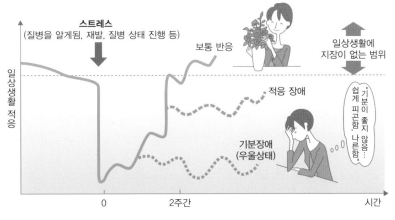

그림3-11-2　**스트레스에 대한 정신적 반응**

(국립암연구센터 암정보서비스 "患者必携がんになったら手にとるガイド普及版 (환자필독 암에 걸리면 찾는 가이드 보급판)"에서 인용)

를 따른다고 합니다. 암 통보 후, 당분간은 기분이 가라앉지만, 시간 경과에 따라 긍정적인 기분이 될 겁니다. 그러나 때로는 우울 상태에서 회복되지 않아, 일상생활에 지장이 되는 상태가 오래 가는 경우도 있습니다. 그런 경우에는 치료가 필요합니다.

● 일반적 치료법

암환자는 불면이나 우울증상 외에도 섬망 등 다양한 정신증상을 보이기 때문에 표3-11-1과 같은 약물을 사용합니다. 향정신제는 기타 약제와의 상호작용이 많은 경향이 있으므로, 사용 시에는 정신과 의사와의 협조가 중요합니다.

● 한약 치료방법과 근거

불면에 대한 대표적인 처방은 가미귀비탕과 억간산입니다. 기타 "불면(증)"이라는 효능 및 효과를 가진 한약에는 대시호탕, 시호계지건강탕, 황련해독탕, 반하후박탕, 귀비탕, 억간산가진피반하, 산조인탕, 온경탕 등이 있

표3-11-1 정신 증상에 사용되는 약물

불면	벤조디아제핀 수용체 작동제 (단시간형)	브로티졸람(LENDORMIN®) 트리아졸람(HALCION®) 에티졸람(DEPAS®)
	오렉신수용체 길항제	스보렉산트(BELSOMRA®)
	비벤조디아제핀계열 수면제	졸피뎀(MYSLEE®)
	멜라토닌 수용체 작용제	라멜테온(ROZEREM®)
우울증상	SSRI	셀트랄린(JZOLOFT®) 파록세틴(PAXIL®) 플루복사민(DEPROMEL®, LUVOX®)
	SNRI	밀나시프란(TOLEDOMIN®) 둘록세틴(CYMBALTA®)
	NaSSA	미르타자핀(REFLEX®, REMERON®)
	삼환계 항우울제	아목사핀(AMOXAN®)
	사환계 항우울제	미안세린(TETRAMIDE®)
	기타	트라조돈(RESLIN®, DESYREL®)
불안감	벤조디아제핀 수용체작용제	알프라졸람(CONSTAN®, SOLANAX®) 로라제팜(WYPAX®) 에티졸람(DEPAS®)
	기타	탄도스피론(SEDIEL®)
섬망	제1세대 향정신성의약품	할로페리돌(SERENACE®) 클로르프로마진(CONTOMIN®)
	제2세대 향정신성의약품	리스페리돈(RISPERDAL®) 올란자핀(ZYPREXA®)*

*: 우울증상 개선, 약물요법으로 인한 오심 및 구토에도 사용되고 있음.

습니다. 사용목표(변증)에 불면이 있는 처방으로는 가미소요산, 반하사심탕 등이 있습니다. **우울증상에 대해서는 효능 및 효과에 "기분이 울적한" 등 문구가 포함된 한약은 반하후박탕, 시박탕, 사용목표(변증)에 "억울 경향"이 있는 한약은 향소산입니다.** 또 육군자탕에 항우울작용이 있는 것이 무작위대조군임상시험(RCT)으로 검증되었습니다.[1]

근거로는 암환자 수면장애에 대해 중국에서 가미귀비탕을 사용한 무작위대조군임상시험(RCT)이 있습니다.[2] 총 30례로 가미귀비탕군이 대조군(비투여군)에 비해(각 군 15례) 불면 중증도 지수나 권태감 간이 척도가 유의하게 개선되었습니다. 또 일본 의료용(전문용) 한약제제의 무작위대조군임상시험(RCT)을 수집한 근거 중심의 한약처방(Evidence Reports of Kampo Treatment: EKAT, p.43)에서 암환자는 아니지만, 심리적 요소가 증상을 악화시킨다고 여겨지는 현기증, 이명, 하인두(下咽頭) 이질감에는 우울상태 자가평가척도(Self-Rating Questionnaire for Depression, SRQ-D)를 이용하여, 16점 이상에서는 가미귀비탕이 가미소요산보다 효과적이며, SRQ-D가 11~15점에서는 가미소요산이 가미귀비탕보다 효과적이었다는 비무작위대조군임상시험(non RCT)이 있습니다.[3] 기타 식도암 가족력을 가진 증례case를 포함하는 23례에 대해 기울(氣鬱)에 따른 인후두 이물감 증상에 대해 향소산을 투여한 환자군연구(증례 집적연구, case series)에서는(저자들이 실시), 뛰어난 효과 18례, 유효 3례로 치료 반응률이 91.3%였습니다.[4]

Case 대장암(60대 여성)

▮ 시행한 암치료와 증상

진행성 S상 결장암을 위해 S상 결장 절제 수술을 받은 후, 보조 항암화학요법으로 FOLFOX요법을 시행하였다. 그러나 식욕부진과

전신권태감이 심해 3주까지 시행하지 못하였고, 이후는 항암화학요
법을 시도하지 않고, 관찰하였다. 그때쯤부터 잠들지 않게 되며, 졸
피뎀(zolpidem, 〈MYSLEE®〉)을 투여하였으나 효과는 만족스럽지
못했다.

■ 한약

쯔무라 가미귀비탕 7.5g/일(분3·식전) * 14일치

■ 한약 투여 후 경과

졸피뎀에 가미귀비탕을 함께 복용했을 때, 쉽게 잠들게 되고, 깊
이 잠들게 되었다. 가미귀비탕을 하루 3회 복용하여 불면 이외, 한
낮의 불안감이나 피로감이 줄어들었다. 2년간 복용을 지속하던 중
투여를 중지시켜, 이후에 증상이 있을 때, 졸피뎀만 복용하게 되었
다.

■ 사용 시 요점

정신 증상을 호소하는 환자는 이미 여러 향정신제를 투여하는 경우가
많으며, 한약을 추가하는 것은 환자에게 복약 부담을 주는 것입니다. 정신
과 의사와 상담하여, 향정신제를 줄여주며, 한약 증가 여부에 대해 검토해
보는 것이 좋습니다. 또 가미귀비탕이나 가미소요산에 포함되는 산치자(山
梔子)는 5년 이상 장기간 투여 시 장간막정맥경화증(腸間膜静脈硬化症)을
초래하는 경우가 있어 주의해야 합니다.

참고문헌

1) 河村奨, 他:上腹部不定愁訴に対するツムラ六君子湯とsulpirideとの臨床的比較検討―主として, 抗うつ効果
と胃排出能の改善―. Prog Med, 12:1156-1162, 1992.
2) Lee JY, et al:Efficacy and safety of the traditional herbal medicine, gamiguibi-tang, in patients with
cancer-related sleep disturbance : a prospective, randomized, wait-list-controlled, pilot study. Integr
Cancer Ther, 17(2):524-530, 2018.
3) 田中久夫:耳鼻咽喉科医が行なう心身症の加療の考え方と問題点およびうつ傾向を伴う心身症症例への漢方
加療―加味帰脾湯を中心に―. Phil漢方, 47:20-22, 2014.
4) Motoo Y, et al:Effect of Koso-san on globus pharyngeus. Am J Chin Med, 27(2):283-288, 1999.

12 암 악액질 (惡液質, Cachexia)

대표적 한약 ···

- 식욕부진에는 ··· 육군자탕(p.90)
- 체력 저하, 권태감에는
  ·············· 보중익기탕(p.84), 십전대보탕(p.70), 인삼양영탕(p.76)

 암이 진행 중인 환자에 대해 쇠약하고 마른 모습을 떠오르는 분도 있을 것입니다. 살이 빠지는 것은 "충분히 음식 섭취를 못하기 때문일까?"라고 생각되기 쉽지만 실제로는 충분히 식사했더라도 계속 말라버리게 되는 것입니다. 특히 암이 활발하게 증식되는 시기에는 그런 일이 자주 일어납니다. 이것을 암 악액질(惡液質, cachexia)이라고 합니다.

 현재까지 연구에 따르면 암 악액질 발생 기전은 많이 밝혀지고 있습니다. 그러나 치료라는 관점에서 암의 치료는 혁신적인 발전을 필요로 하기 때문에 암 악액질 치료는 현실적으로 어려운 것이 현실입니다. 여기에서는 암 악액질에 대해 한약을 이용한 보조요법을 소개합니다.

원 인 암 진행

발현시기 진행암이며 특히 증식이 왕성한 시기

● 어떤 증상?

암세포나 간질세포(특히 염증성에 침윤하는 세포)에서 생산, 분비되는 사이토카인, 활성효소, 프로스타글란딘 등 생리활성물질이 전신의 다양한 세포에 작용되며, 신체를 소모시키는 걸로 발생합니다. "식이조절을 하고 있지 않는데도, 급격히 살이 빠졌다"라고 호소하며 내원하는 경우도 있습니다. 이러한 체중감소는 주로 근육량 감소(sarcopenia) 때문이지만 지방량도 감소합니다. 자각증상으로는 전신권태감 및 식욕부진(역시 입맛은 점차 사라집니다), 기력 저하 등이 있습니다. 신체 소견으로는 마르거나 부종 등이 있으며, 검사 수치상 빈혈이나 혈청알부민 저하 등이 보입니다.

European Palliative Care Research Collaborative(유럽완화관리연구협력, EPCRC) 가이드라인에서는 종전 영양보조에 따른 개선은 쉽지 않아, 진행성 기능장애를 일으키며(지방조직 감소 여부와 상관없이), 현저하게 근육조직 감소를 특징으로 하는 복합적 대사장애증후군이라 합니다. 병태 생리학적으로 '경구섭취량 감소와 대사이상으로 인한 영양소의 이용이나 대사가 제대로 이루어지지 않는 영양 불균형 상태'라고 정의하고 있습니다. 악액질은 세가지 단계로 나누고 있으며, 어느 단계인지 정확하게 판별하는 것은 중요합니다. (표3-12-1) 체중 측정이 기본인 것은 말할 것도 없지만, 암 자체로 인한 염증반응(CRP)값이 상승하고 있는 경우는 악액질이 진행될 위험이 높으므로 주의해야 합니다. 5% 이상 체중감소에 근육 저하나 피로감, 식욕부진, 제지방(除脂肪) 체중감소, CRP나 헤모글로빈, 알부민 등 검사치에 이상이 보이면 암 악액질이라 생각해도 됩니

표3-12-1 암 악액질 단계별 분류

악액질 전 단계 Precachexia	악액질 Cachexia	불가역적 악액질 Refractory Cachexia

• **5% 미만 체중감소**
• **식욕부진 또 대사
   이상**
	• 5% 이상 체중감소
	• BMI 20 또는 2kg 이상
	   체중감소
	• 근감소증 또는 2kg 이상
	   체중감소
	위 증상 중 하나에 해당되는데다,
	경구섭취량 감소 / 전신염증
		• 다양한 정도의 악액질
		• 이화(異化) 항진 또는
		   치료 저항성 암
		• 활동도 저하
		• 3개월 미만으로 예후가
		   예측되는 경우

(문헌1)을 바탕으로 작성)

다.[1)]

암 악액질은 암 그 자체가 원인이 되기 때문에 특정 치료에 따라 악액질을 초래하지 않습니다. 그러나 예를 들어 항암화학요법 후에 항종양 효과가 그다지 보이지 않아, 식욕부진이나 전신권태감 등이 현저하게 나타나서, 암 악액질로 진행되는 경우가 있습니다.

● 일반적 치료법

암 증식 억제가 불가능한 상황에서 암 악액질 자체를 치료하는 방법은 현재 양방에서 없습니다. 체중감소를 막기 위해 경관영양(경장영양)이나 중심정맥영양으로 영양섭취를 합니다. 악액질 전(前) 단계로 조혈(造血) 기능 및 각 내장 기능이 유지되어 있으면, 항암화학요법을 신중하게 실시하여 악액질 진행을 늦추는 것도 가능합니다. 또 식욕증진 호르몬인 그렐린 작용과 비슷한 Anamorelin약물은[2)] 현재 승인 신청 중이지만, "암 악액질에 있어, 체중감소 및 식욕부진 개선"이라는 효능 및 효과의 기재되어 있습니다.

비가역적 악액질의 경우 오히려 영양 보급을 서서히 감량시켜, 생명 예후가 1~2주가 되면 영양을 위한 수액요법을 행하지 않게 되었습니다.

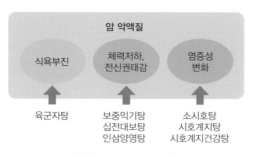

암 악액질

| 식욕부진 | 체력저하,
전신권태감 | 염증성
변화 |

| 육군자탕 | 보중익기탕
십전대보탕
인삼양영탕 | 소시호탕
시호계지탕
시호계지건강탕 |

그림3-11-1 우울증상

●한약 치료방법과 근거

암 악액질에 대해서는 목적마다 몇 가지 한약을 구분하여 사용하면 좋습니다. (그림3-12-1) **식욕부진에 대해 식욕증진을 목적으로 육군자탕을 사용하는 경우가 많습니다.** 또 "기허(気虚) (의욕 저하나 전신권태감 등)" "혈허(血虚) (빈혈 등)" 혹은 기와 혈이 모두 허한 "기혈양허(氣血兩虚)"가 있을 때는 **보중익기탕이나 십전대보탕, 인삼양영탕도 사용합니다.** 염증성 변화를 동반하는 암인 경우, 시호제(柴胡劑) (소시호탕, 시호계지탕, 시호계지건강탕 등)도 사용합니다.

한약제제를 사용한 무작위대조군임상시험(RCT)은 아직까지 근거로 보고되어 있지 않지만, 동물 모델에서, 육군자탕의 작용기전이 그렐린를 통해 관계가 밝혀졌습니다.[3]

Case **신장세포암**(60대 남성)

■ 시행한 암치료와 증상

60대 남성이 왼쪽 신장세포암 때문에 왼쪽 신장 절제수술을 받고, 2년 후에 폐 전이로 재발하였다. 이후 Interferon(INTRON A®), Interleukin-2(IMUNACE®), Sunitinib(SUTENT®), Everolimus (AFINITOR®), Temsirolimus(TORISEL®) 등을 10년에 걸쳐 투여

하였다. 8년 후부터 식욕이 서서히 감소되어, 체중이 감소하기 시작
했다. 건강 시에는 80kg이였던 체중은 60kg까지 감소되었다.

▌한약

쯔무라 육군자탕 7.5g/일(분3·식전) * 14일치

▌한약 투여 후 경과

식욕이 개선되었고, 기분이 좋아졌다고 하며, 외래에서 치료를 지
속할 수 있었다.

▌사용 시 요점

육군자탕은 식욕증진뿐만 아니라 항(抗)우울작용도 있어,[4] 심신(心身)
양쪽으로 돕는 것이 가능합니다. 또 항우울약제인 Fluvoxamine(LUVOX®/
DEPROMEL®)의 소화기 증상(특히 오심 등)을 육군자탕이 경감시키는 것
도 무작위대조군임상시험(RCT)으로 검증되었습니다.[5] 복약방법도 복약 젤
리 등을 사용하거나 여러가지 식재료에 혼합시키거나 하는 등을 시도해
보는 것도 좋습니다.

참고문헌

1) Fearon K, et al:Definition and classification of cancer cachexia:an international consensus. Lancet
   Oncol, 12(5):489−495, 2011.
2) Temel JS, et al:Anamorelin in patients with non−small−cell lung cancer and cachexia(ROMANA
   1 and ROMANA 2):results from two randomised, double−blind, phase 3 trials. Lancet Oncol,
   17(4):519−531, 2016.
3) Terawaki K, et al:Development of ghrelin resistance in a cancer cachexia rat model using human
   gastric cancer−derived 85As2 cells and the palliative effects of the Kampo medicine rikkunshito on
   the model. PLoS One, 12(3):e0173113, 2017.
4) 河村奬, 他:上腹部不定愁訴に対するツムラ六君子湯とsulprideとの臨床的比較検討―主として, 抗うつ効果
   と胃排出能の改善―. Prog Med, 12:1156−1162, 1992.
5) Oka T, et al:Rikkunshi−to attenuates adverse gastrointestinal symptoms induced by fluvoxamine.
   Biopsychosoc Med, 1:21−26, 2007.

부록: 증상과 한약제제 대응 리스트

증상	가미귀비탕	계지가출부탕	우차신기환	오령산	작약감초탕	십전대보탕	윤장탕	대건중탕	인삼양영탕	맥문동탕	반하후박탕	반하사심탕	보중익기탕	마자인환	억간산	육군자탕
* 암 악액질						○			○				○			○
야뇨 빈뇨	○									○						◎
불면	◎										○	○			○	
암성 통증		○	○												○	
기침									○	◎	○					
파종				○	○											
피부 및 신경장애						○										
근육 경련 (쥐 남)			○		◎											
대상포진 후 신경통		○												○	○	
말초 신경장애			◎						○							
구내염												◎				○
장폐색								◎								
변비						○	○							○		
설사				○	○							◎				○
식욕부진	○					○			○		○		○			◎
오심 및 구토				○												◎
흡수 기능감소	○															
백혈구 감소						◎										
적혈구 감소	○					◎			○							
수술 후 체력저하						○			○				○			
피로감						○			○				◎			○
전신권태감	○					◎			○				○			○

◎=무작위 대조군 연구(Randomized controlled trial, RCT)가 있는 것

○=증례집적연구(case series study) 등이 있는 것. 혹은 효능 및 효과나 사용 목표 (변증)에 기재된 것.

*암 악액질에서는 암 악액질 상태에서 자주 보는 "진신권태감", "빈혈", "식욕부진"이 효능 및 효과에 기재된 것으로 하였다.

색인

하

한약 암癌 치료
과학적 근거를 기반하다

2020년 11월 30일 1판 1쇄 발행

지은이   모토오 요시하루
옮긴이   고성규 고호연 박소정 사사키유이 유화승 전찬용

발행인   최봉규
발행처   청홍(지상사)
출판등록   1999년 1월 27일 제2017-000074호

주소   서울 용산구 효창원로64길 6(효창동) 일진빌딩 2층
우편번호   04317
전화번호   02)3453-6111 팩시밀리   02)3452-1440
홈페이지   www.cheonghong.com
이메일   jhj-9020@hanmail.net

한국어판 출판권 ⓒ 청홍(지상사), 2020
ISBN   979-11-91136-00-5   93510

이 도서의 국립중앙도서관 출판시도서목록(CIP)은 e-CIP홈페이지(http://www.nl.go.kr/ecip)와
국가자료공동목록시스템(http://www.nl.go.kr/kolisnet)에서 이용하실 수 있습니다.
(CIP제어번호: CIP2020047689)

*잘못 만들어진 책은 구입처에서 교환해 드리며, 책값은 뒤표지에 있습니다.

새로 보는 방약합편方藥合編 〈전4권〉

황도연 원저 | 이종대 편저

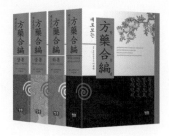

조선 말기 1885년 간행된 황도연 선생의 《방약합편》은 지금까지 임상가들이 가장 많이 활용하는 한의학 편람서이다. 《새로보는 방약합편》은 기존의 《방약합편》에서 간명하게 기록한 부분을 현재의 시각으로 자세하게 설명하고 실제로 처방을 활용한 사례를 수록하였다.

값 320,000원 국배판(210*297) 3400쪽
ISBN978-89-90116-47-5(세트) 2012/3 발행

새로 보는 방약합편方藥合編 상통上統

황도연 원저 | 이종대 편저

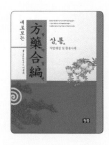

《새로보는 방약합편》의 제1권 상통은 주(主)로 보익(補益)하는 처방이다. 상통은 123종의 처방으로 구성되어 있으며, 총 2천44개의 사례 중 1천351개가 치험례의 구체적인 설명이 있다. 처방설명은 임상활용에 초점을 맞추었다. 흔히 사용할 수 있는 병증을 나열했다.

값 80,000원 국배판(210*297) 912쪽
ISBN978-89-90116-48-2 2012/3 발행

새로 보는 방약합편方藥合編 중통中統

황도연 원저 | 이종대 편저

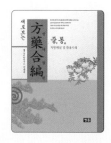

제2권 중통은 주(主)로 화해(和解)하는 처방이다. 중통은 181종의 처방으로 구성되어 있으며, 총 1천571개의 사례 중 1천94개가 치험례의 구체적인 설명이 있다. 예전에 활용하지 않은 병증이라도 약성에 의거하여 현재 활용도가 높아졌다면 충분하게 설명했다.

값 80,000원 국배판(210*297) 912쪽
ISBN978-89-90116-49-9 2012/3 발행

새로 보는 방약합편方藥合編 하통下統

황도연 원저 | 이종대 편저

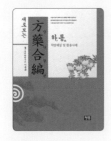

제3권 하통은 주(主)로 공벌(攻伐)하는 처방이다. 하통은 163종의 처방으로 구성되어 있으며, 총 1천202개의 사례 중 875개가 치험례의 구체적인 설명이 있다. 이러한 병증이 발생하는 기전과 해당 처방의 치료기전과 부작용이 발생한 예도 설명하고 있다.

값 80,000원 국배판(210*297) 840쪽
ISBN978-89-90116-50-5 2012/3 발행

새로 보는 방약합편方藥合編 활투침선活套鍼線 외

황도연 원저 | 이종대 편저

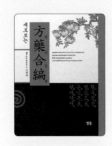

조선 말기인 1885년 황도연 선생의 뜻에 따라 출간된 《방약합편》은 세월이 지날수록 수많은 임상가에게 애용되는 처방집이다. 실용성, 간결성, 임상활용의 편리성에서 볼 때 그 유(類)를 찾아볼 수 없는 특출하며, 《새로보는 방약합편》은 설명하는 것에 중점을 두고 있다.

값 80,000원 국배판(210*297) 736쪽
ISBN978-89-90116-51-2 2012/3 발행

응급질환 한방진료 매뉴얼

나카에 하지메 | 권승원 이한결

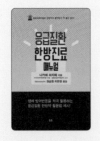

저자도 지금까지 오랜 기간 응급의료에 종사하였는데, 서양의학만으로는 해결할 수 없었던 증상을 한방치료 단독 혹은 병용으로 해결했던 경우가 헤아릴 수 없이 많다. 그렇게 모아 온 한방치험례도 이제 5000례를 넘었다. 그래서 이 책을 세상에 내놓게 되었다.

값 29,000원 신국판(153*225)   174쪽
ISBN 978-89-90116-99-4 2020/9 발행

약징 藥徵

요시마스 토도(吉益東洞) | 이정환 정창현

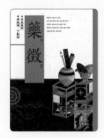

1700년대에 활약한 일본의 대표적인 한의학자 요시마스 토도는 일본 의학을 중국 의학으로부터 탈피시켜 일본류의 의학으로 완성시키고, 맥진을 버리고 일본의 독창적인 진단법인 복진을 확립시켰으며, 복잡한 중국 의학을 간략한 일본식 한의학으로 변화시켰다.

값 35,000원 사륙배판(188*254) 252쪽
ISBN978-89-90116-25-2 2006/10 발행

임상침구학 臨床鍼灸學

天津中醫藥大學, 學校法人後藤學園 | 손인철, 이문호

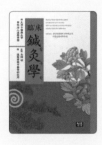

각종 질환을 치료하는 데 탁월한 침구가 치료할 수 있는 병의 가짓수도 상상 이상으로 많아서 거의 모든 병에 적용이 가능할 정도다. 《임상침구학》은 《황제내경》부터 현대의 저작에 이르는 역대의 수많은 의학서와 의가의 학설을 수용하여 새롭게 편집된 책이다.

값 70,000원 사륙배판(188*254) 744쪽
ISBN978-89-90116-46-8 2012/3 발행

경락경혈 經絡經穴 14경 十四經

주춘차이 | 정창현 백유상

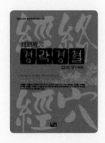

경락은 우리 몸을 거미줄처럼 엮어 기혈의 흐름을 조절해 주고 있는데, 우주 변화의 신비가 그 속에 축약되어 있고 실제적이면서 철학적인 체계를 갖고 있음은 최근 여러 보도를 통해 확인된 바 있으며 실제로 일반인이 일상생활 속에서 쉽게 행할 수 있는 질병치료의 수단이 되어 왔다.

값 22,000원 사륙배판변형(240*170) 332쪽
ISBN978-89-90116-26-0 2005/10 발행

내과 한방진료

이와사키 코우 노가미 타츠야 요시자와 마사키 | 권승원

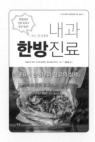

이 책은 되도록 최신 근거를 소개하면서도 실제 진료는 주로 경험론으로 구성했다. 저자 스스로의 경험이 기본이나 이번에는 《야마모토 이와오의 임상한방》에 큰 신세를 졌다고 했다. 한방 명의이나 한방을 서양의학의 언어로 이해하는 독자적인 길을 걸었기 때문이다.

값 28,000원 신국판(153*225) 162쪽
ISBN978-89-90116-01-7 2020/7 발행

현대 임상 온병학

張之文 楊宇 | 대한한의감염병학회

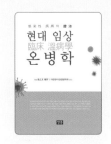

이 책은 역대 의학자들의 감염성 질병 관련 학술이론과 질병치료 경험을 계승 발굴하고 현대 임상치료 중 얻은 새로운 경험과 지식을 결합하여, 감염성 질병의 변증론치와 이법방약을 체계적으로 기술함으로써 현대 감염성 질병의 치료를 효과적으로 이끌어 나가는 데 있다.

값 95,000원 사륙배판(188*257) 1120쪽
ISBN 978-89-90116-57-4 2013/12 발행

한의학 입문

주춘차이 | 정창현 백유상 장우창

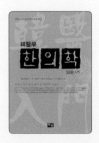

한의학만큼 오랜 역사 속에서 자신의 전통을 유지하면서 지금까지 현실에 실용적으로 쓰이고 있는 학문 분야는 많지 않다. 지난 수천 년의 시간 속에서도 원형의 모습을 고스란히 간직하면서 동시에 치열한 임상 치료의 과정 중에서 새로운 기술을 창발 또는 외부로부터 받아들였다.

값 22,000원 사륙배판변형(240*170) 352쪽
ISBN978-89-90116-26-0 2007/2 발행

플로차트 한약치료

니미 마사노리 | 권승원

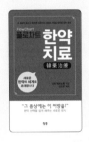

이 책은 저자의 의도가 단순하다. 일단 실제 임상에서 정말로 한약을 사용할 수 있게 하기 위한 입문서. 그래서 한의학 이론도 한의학 용어도 일절 사용하지 않았다. 서양의학 치료로 난관에 부딪힌 상황을 한약으로 한번쯤 타계해 보자는 식의 사고방식이다.

값 17,700원 사륙변형판(112*184) 240쪽
ISBN978-89-90116-77-2 2017/8 발행

플로차트 한약치료2

니미 마사노리 | 권승원

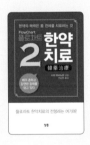

기본 처방에 해당되는 것을 사용하면 될 것을 더 좋은 처방이 없는지 고민한다. 선후배들이 그런 일로 일상 진료에 고통을 받는 것을 자주 목격했다. 2권은 바로 매우 흔하고, 당연한 증례를 담고 있다. 1권을 통해 당연한 상황에 바로 낼 수 있는 처방이 제시되었다.

값 19,500원 사륙변형판(120*188) 256쪽
ISBN 978-89-90116-87-1 2019/2 발행

한방내과 임상 콘퍼런스

오노 슈지 | 권승원

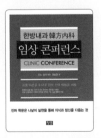

한방의학은 이 종합진료과와 유사한 의료 진단 치료 행위를 가지고 있다. 여러 질환이 병존하여 특정 전문진료과 만으로 대응하기 어려울 때 이 종합진료과가 존재 의의를 가지기 때문이다. 또한 종합진료과는 '불명열'처럼 원인을 잘 모르는 질병 치료에 장점이 있다.

값 28,000원 국판(150*210) 334쪽
ISBN978-89-90116-80-2 2018/4 발행

간단 한방처방

니미 마사노리 | 권승원

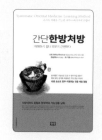

과학이 발전하고 진보했어도 과거 한의학의 지혜나 예술적인 지혜를 아직 수치화할 수 없다. 서양의학적인 진료에서는 환자를 보지 않고 검사치나 진단리포트를 보는 경우가 많다. 저자는 체험을 통하여 아주 논리적으로 한의학은 좋은 양생 중에 하나라는 것을 납득시켜는 책이다.

값 18,000원 신국판(153*225) 200쪽
ISBN978-89-90116-64-2 2015/1 발행

간단 한방철칙

니미 마사노리 | 권승원

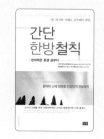

저자는 복용하던 양약은 부디 끊지 마라. 그렇지 않으면 증상이 악화되었을 때, 한방처방이 악영향을 미친 것인지, 양약 중단이 증상을 악화시킨 것인지 판단할 수 없다는 것이다. 한약과 양약 그리고 한방의 소소한 이야기 195가지를 아주 쉽게 풀어 쓴 책이다.

값 18,000원 신국판(153*225) 221쪽
ISBN978-89-90116-68-0 2015/10 발행

고령자 한방진료

이와사키 코우 외2 | 권승원

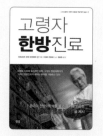

서양의학의 사고방식과 우열을 비교하거나 서로 공존할 수 없는 것이라고 생각하지 않는다. 그렇지만 한방진료의 미래에도 이 책이 매우 중요한 역할을 하리라 생각된다. 고령자 한방진료는 최첨단 서양의학을 공부해 온 독자 여러분들이 이 책을 꼭 읽어보면 좋겠다.

값 18,500원 신국판(153*225) 176쪽
ISBN978-89-90116-83-3 2018/10 발행

경락경혈 피로 처방전

후나미즈 타카히로 | 권승원

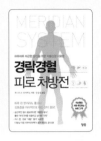

경락에는 몸을 종으로 흐르는 큰 경맥과 경맥에서 갈려져 횡으로 주행하는 낙맥이 있다. 또한 경맥에는 정경이라는 장부와 깊은 관련성을 가지는 중요한 12개의 경락이 있다. 장부란 한의학에서 생각하는 몸의 기능을 각 신체 장기에 적용시킨 것이다.

값 15,400원 국판(148*210) 224쪽
ISBN978-89-90116-94-9 2019/9 발행

脈診術 맥진술

오사다 유미에 | 이주관 전지혜

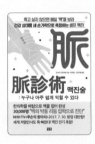

사람들이 일상생활 속에서 스스로 혈류 상태를 확인할 수 있는 단 한 가지 방법이 있다. 그것은 바로 '맥진'이다. 맥진으로 맥이 빠른지 느린지, 강한지 약한지 또는 깊은지 얕은지를 알 수 있다. 이 책의 목적은 맥진으로 정보를 읽어 들이는 방법을 소개한 책이다.

값 14,700원 국판(148*210) 192쪽
ISBN978-89-90116-07-9 2019/9 발행

만지면 알 수 있는 복진 입문

히라지 하루미 | 이주관 장은정

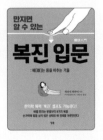

한약을 복용하는 것만이 '한의학'은 아니다. 오히려 그에 앞선 진단과 그 진단에 대한 셀프케어에 해당하는 양생이 매우 중요하다. 이러한 한의학 진단 기술 중 하나에 해당하는 것이 바로 복진이다. 이 책은 기초부터 복증에 알맞은 한약 처방까지 총망라한 책이다.

값 15,800원 국판(148*210) 216쪽
ISBN978-89-90116-08-6 2019/8 발행

공복 최고의 약

아오키 아츠시 | 이주관 이진원

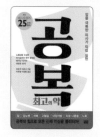

저자는 생활습관병 환자의 치료를 통해 얻은 경험과 지식을 바탕으로 다음과 같은 고민을 하게 되었다. "어떤 식사를 해야 가장 무리 없이, 스트레스를 받지 않으며 질병을 멀리할 수 있을까?" 그 결과, 도달한 답이 '공복'의 힘을 활용하는 방법이었다.

값 14,800원 국판(148*210) 208쪽
ISBN978-89-90116-00-0 2019/11 발행

영양제 처방을 말하다

미야자와 겐지 | 김민정

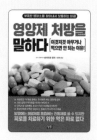

인간은 종속영양생물이며, 영양이 없이는 살아갈 수 없다. 그렇기 때문에 영양소가 과부족인 원인을 밝혀내다 보면 어느 곳의 대사회로가 멈춰 있는지 찾아낼 수 있다. 영양소에 대한 정보를 충분히 활용하여 멈춰 있는 회로를 다각도에서 접근하여 개선하는 것에 있다.

값 14,000원 국판(148*210) 208쪽
ISBN978-89-90116-05-5 2020/2 발행

암을 스스로 치료하고 싶은 사람을 위한 셀프케어 실천 노트

노모토 아츠시 | 정승욱

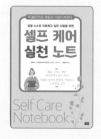

저자의 어머니는 36년이라는 오랜 기간에 걸쳐 '유방암' '담관암' '위암' '간암'이라는 네 가지 암을 경험했다. 스스로의 치유력을 믿고 가족과 협력하여 세 개의 암을 극복해냈다. 네 번째 암인 간암은 첫 유방암 수술 당시 수혈로 감염된 C형 간염이었다. 그런데 40년 가까이 지나면서…

값 12,300원 국판(153*225) 128쪽
ISBN978-89-90116-03-1 2020/6 발행

한의학 교실

네모토 유키오 | 장은정 이주관

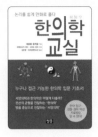

한의학의 기본 개념에는 기와 음양론 오행설이 있다. 기라는 말은 기운 기력 끈기 등과 같이 인간의 마음 상태나 건강 상태를 나타내는 여러 가지 말에 사용되고 있다. 행동에도 기가 관련되어 있다. 무언가를 하려면 일단 하고 싶은 기분이 들어야한다.

값 16,500원 신국판(153*224) 256쪽
ISBN978-89-90116-95-6 2019/9 발행

치매 걸린 뇌도 좋아지는 두뇌 체조

가와시마 류타 | 오시연

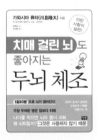

이 책을 집어 든 여러분도 '어쩔 수 없는 일'이라고 받아들이는 한편으로 해가 갈수록 심해지는 이 현상을 그냥 둬도 될지 불안해 할 것이다. 요즘 가장 두려운 병은 암보다 치매라고 한다. 치매, 또는 인지증(認知症)이라고 불리는 이 병은 뇌세포가 죽거나 활동이 둔화하여 발생한다.

값 12,800원 신국판변형(153*210) 120쪽
ISBN978-89-90116-84-0 2018/11 발행

치매 걸린 뇌도 좋아지는 두뇌 체조 드릴drill

가와시마 류타 | 이주관 오시연

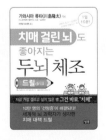

너무 어려운 문제에도 활발하게 반응하지 않는다. 단순한 숫자나 기호를 이용하여 적당히 어려운 계산과 암기 문제를 최대한 빨리 푸는 것이 뇌를 가장 활성화한다. 나이를 먹는다는 것은 '나'라는 역사를 쌓아가는 행위이며 본래 인간으로서의 발달과 성장을 촉진하는 것이다.

값 12,800원 신국판변형(153*210) 128쪽
ISBN978-89-90116-97-0 2019/10 발행

침구진수鍼灸眞髓
시로타 분시 | 이주관

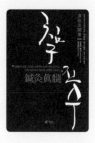

이 책은 선생이 환자 혹은 제자들과 나눈 대화와 그들에게 한 설명까지 모두 실어 침구치료술은 물론 말 한 마디 한 마디에 담겨 있는 사와다 침구법의 치병원리까지 상세히 알 수 있다. 마치 사와다 선생 곁에서 그 침구치료법을 직접 보고 듣는 듯한 생생한 느낌을 받을 수 있을 것이다.

값 23,000원 크라운판(170*240) 240쪽
ISBN978-89-6502-151-3 2012/9 발행

피곤한 몸 살리기
와다 겐타로 | 이주관 오시연

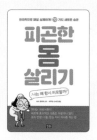

피로를 느낄 때 신속하게 그 피로를 해소하고 몸을 회복시키는 여러 가지 방법을 생활 습관과 심리적 접근법과 함께 다루었다. 또 식생활에 관해 한의학적 지식도 덧붙였다. 여기서 전하는 내용을 빠짐없이 실천할 필요는 없다. 자신이 할 수 있을 만한 것을…

값 13,500원 사륙판(128*188) 216쪽
ISBN978-89-90116-93-2 2019/6 발행

수수께끼 같은 귀막힘병 스스로 치료한다
하기노 히토시 | 이주관 김민정

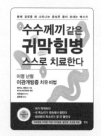

고막 안쪽이 '중이'라고 불리는 공간이다. 중이에는 코로 통하는 가는 다란 관이 있는데, 이것이 바로 이관이다. 이관은 열리거나 닫히면서 중이의 공기압을 조절하는 역할을 하는데, 이 이관이 개방되어 있는 상태가 지속되면 생기는 증상이 이관개방증이다.

값 14,000원 국판(148*210) 184쪽
ISBN978-89-90116-92-5 2019/6발행

당뇨병이 좋아진다

미즈노 마사토 | 이주관 | 오승민

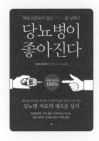

당질제한을 완벽하게 해낸 만큼 그 후의 변화는 매우 극적인 것이었다. 1년에 14kg 감량에 성공했고 간(肝)수치도 정상화되었다. 그뿐만 아니라 악화일로였던 당화혈색소도 기준치 한계였던 5.5%에서 5.2%로 떨어지는 등 완전히 정상화되었다. 변화는 그뿐만이 아니었다.

값 15,200원 국판(148*210) 256쪽
ISBN978-89-90116-91-8 2019/5 발행

약에 의존하지 않고 콜레스테롤
중성지방을 낮추는 방법

나가시마 히사에 | 이주관 이진원

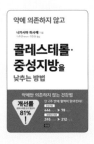

일반적으로 사람들은 콜레스테롤과 중성지방의 수치가 높으면 건강하지 않다는 생각에 낮추려고만 한다. 하지만 혈액 검사에 나오는 성분들은 모두 우리 인간의 몸을 이루고 있는 중요한 구성 물질들이다. 이 책은 일상생활에서 스스로 조절해 나가기 위한 지침서다.

값 13,800원 사륙판(128*188) 245쪽
ISBN978-89-90116-90-1 2019/4 발행

혈압을 낮추는 최강의 방법

와타나베 요시히코 | 이주관 전지혜

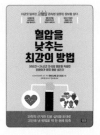

저자는 고혈압 전문의로서 오랜 임상 시험은 물론이고 30년간 자신의 혈압 실측 데이터와 환자들의 실측 데이터 그리고 다양한 연구 논문의 결과를 책에 담았다. 또 직접 자신 혈압을 재왔기 때문에 혈압의 본질도 알 수 있었다. 꼭 읽어보고 실천하여 혈압을 낮추길 바란다.

값 15,000원 국판(148*210) 256쪽
ISBN978-89-90116-89-5 2019/3 발행

무릎 통증은 뜸을 뜨면 사라진다!

가스야 다이치 | 이주관 이진원

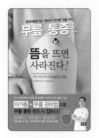

뜸을 뜨면 그 열기가 아픈 무릎을 따뜻하게 하고, 점점 통증을 가라앉게 해 준다. 무릎 주변의 혈자리에 뜸을 뜬 사람들은 대부분 이와 비슷한 느낌을 털어놓는다. 밤에 뜸을 뜨면 잠들 때까지 온기가 지속되어 숙면할 수 있을 뿐 아니라, 다음날 아침에도 몸이 가볍게 느껴진다.

값 13,300원 신국변형판(153*210) 128쪽
ISBN978-89-90116-04-8 2020/4 발행

혈관을 단련시키면 건강해진다

이케타니 토시로 | 권승원

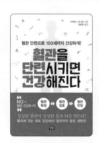

이 책은 단순히 '어떤 운동, 어떤 음식이 혈관 건강에 좋다'를 이야기하지 않는다. 동양의학의 고유 개념인 '미병'에서 출발하여 다른 뭔가 이상한 신체의 불편감이 있다면 혈관이 쇠약해지고 있는 사인임을 인지하길 바란다고 적고 있다. 또한 관리법이 총망라되어 있다.

값 13,700원 사륙판(128*188) 228쪽
ISBN978-89-90116-82-6 2018/6 발행

의사에게 의지하지 않아도 암은 사라진다

우쓰미 사토루 | 이주관 박유미

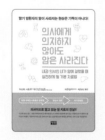

암을 극복한 수많은 환자를 진찰해 본 결과 내가 음식보다 중요시하게 된 것은 자신의 정신이며, 자립성 혹은 자신의 중심축이다. 그리고 왜 암에 걸렸는가 하는 관계성을 이해하는 것이다. 자신의 마음속에 숨어 있는 것이 무엇인지, 그것을 먼저 이해할 필요가 있다.

값 15,300원 국판(148*210) 256쪽
ISBN978-89-90116-88-8 2019/2 발행

얼굴을 보면 숨은 병이 보인다

미우라 나오키 | 이주관 오승민

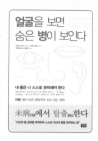

미우라 클리닉 원장인 미우라 나오키 씨는 "이 책을 읽고 보다 많은 사람이 자신의 몸에 관심을 가졌으면 하는 바람입니다. 그리고 이 책이 자신의 몸 상태를 파악하여 스스로 자신의 몸을 관리하는 방법을 배우는 계기가 된다면 이보다 더 큰 기쁨은 없을 것"이라고 했다.

값 15,200원 국판(148*210) 256쪽
ISBN978-89-90116-91-8 2019/5 발행

예쁜 몸과 아름다운 마음으로 사는 법

스즈키 치세 | 이주관 이진원

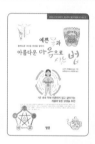

사람이 살아가는 사계절을 이해하여 어떤 대책을 세우는 것이 좋은지 배우는 것이다. '몸'과 '마음'이 무리하지 않게 하는 것을 최우선으로 하면서 복장이나 식사, 생활 스타일 무엇이든 괜찮다. 이 책에서 말하는 황제내경 365일 양생이 예쁜 몸과 아름다운 마음으로 사는 법이다.

값 14,200원 국판(148*210) 256쪽
ISBN978-89-90116-81-9 2018/6 발행

우울증 먹으면서 탈출

오쿠다이라 도모유키 | 이주관 박현아

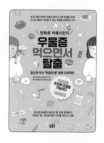

매년 약 1만 명 정도가 심신의 문제가 원인이 되어 자살하고 있다. 정신의학에 영양학적 시점을 도입하는 것이 저자의 라이프워크이다. 음식이나 영양에 관한 국가의 정책이나 지침을 이상적인 방향으로 바꾸고 싶다. 저자 혼자만의 힘으로 이룰 수 없다.

값 14,800원 국판(148*210) 216쪽
ISBN978-89-90116-09-3 2019/7 발행

경락경혈 103, 치료혈을 말하다

리즈 | 권승원 김지혜 정재영 한가진

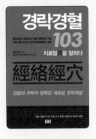

경혈을 제대로 컨트롤하면 일반인들의 건강한 생활을 도모할 수 있음을 정리하였다. 이 책은 2010년에 중국에서 베스트셀러 1위에 올랐을 정도로 호평을 받았다. 저자는 반드시 의사의 힘을 빌릴 것이 아니라 본인 스스로 매일 일상생활에서 응용하여 건강하게 살 수 있다.

값 27,000원 신국판(153*225) 400쪽
ISBN978-89-90116-79-6 2018/1 발행

뇌졸중 재활

미요시 세이도 | 권승원

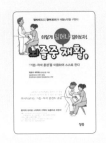

고도의 기술은 뇌졸중 진료에서 중요한 치료이지만, 이런 치료도 마비를 회복시키는 효과는 부족하다. 중요한 것은 급성기 약물치료 및 수술요법과 함께 급성기 재활을 시작하는 것이다. 하지만 충분한 재활을 할 수 있는 급성기 병원은 거의 없는 것이 현실이다.

값 15,500원 신국판(153*225) 204쪽
ISBN978-89-90116-74-1 2016/3 발행

상한금궤 약물사전

伊田喜光 根本幸夫 鳥居塚和生 외 | 김영철

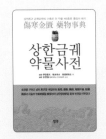

한의학의 주요 원전인 《상한론》과 《금궤요략》의 처방에 사용된 약물 하나하나의 기원, 성분, 별칭, 성질 등을 광범위하게 조사 연구하고, 쓰임새에 따라 정리한 해설서다. 단순한 약물해설서가 아니라 상한금궤 두 고전에 초점을 맞추어 조사한 서적이다.

값 45,000원 사륙배판(188*254) 384쪽
ISBN978-89-90116-39-0 2011/3 발행

상한傷寒, 갈등과 해소의 이론
이정찬

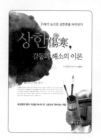

현대적 시각에 맞게 실용적인 새로운 개념을 정립하는 것을 목표로 했으며, 따라서 상한론에 관한 제가설을 떠나서 독자적인 해석을 통해 전체 흐름을 정리하고자 했다. 또한 음양오행이나 영위기혈, 오운육기 등은 비록 황제내경으로부터 출발한 한의학 개념들이지만…

값 55,000원 국전대판(170*240) 752쪽
ISBN978-89-90116-62-8 2014/11 발행

심장 · 혈관 · 혈압 고민을 해결하는 방법
미나미 카즈토모 | 이주관 오시연

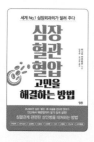

가장 흔한 질병은 고혈압이다. 고혈압 후보까지 합치면 60세 이상 중 절반이 심혈관 질환에 관련된 어떤 증상을 앓고 있다. 저자는 이 책을 심혈관 계통 질환에 시달리는 사람과 그 질환에 걸릴까봐 불안한 사람에게 직접 조언하는 심정으로 썼다고 한다.

값 13,500원 사륙판(128*188) 200쪽
ISBN978-89-90116-06-2 2019/11 발행

한의학의 봄
정우진

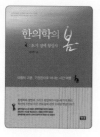

한의학이란 무엇인가라는 질문은 철학적 질문으로써, 이 질문에 답하기 위해서는 한의학의 경계를 넘어서야 한다. 기의 존재론이나 동양의 사유방식과 같은 것들에 의거하지 않고는 한의학이란 무엇인가라는 질문에 답할 수 없다. 또한 특정한 시대정신을 배제하고는 한의학의 시대적…

값 18,000원 신국변형판(153*210) 224쪽
ISBN978-89-90116-67-3 2015/6 발행

그림으로 보는 수진手診

조리명(趙理明) | 이주관 김종석

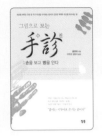

수진단의학은 손의 형태와 손톱 손금 지문 손가락 관절의 문양, 손바닥의 무름과 단단한 정도, 손바닥의 색 등을 보고 만지고 주무르고 누르고 건드리고 꼬집고 잡아 봄으로써 얻은 정보를 가지고 병세를 진단하는 방법이다. 손톱뿌리 부근에 백색의 월미(月眉)가 없는 것은…

값 43,000원 사륙배판(188*257) 281쪽
ISBN978-89-90116-60-4 2014/6 발행

오운육기의학보감五運六氣醫學寶鑑

김장생(한의학박사)

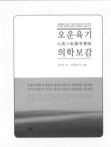

우리나라의 운기의학은 조선시대 영조 때 윤동리의 『초창결草窓訣』을 시원으로 전승되어 오다가, 조원희의 『오운육기의학보감』에 이르러 육십갑자에 따른 운기방약편으로 실용화되었다. 『오운육기의학보감』은 우리나라 최초의 실용 운기서적이면서, 운기방약의 활용법이 기술되어 있다.

값 60,000원 사륙배판(188*257) 608쪽
ISBN978-89-90116-59-8 2014/6 발행

하지불안증후군

이노우에 유이치 | 권승원

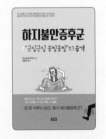

하지불안증후군은 불면과 그로 인한 심한 불안, 우울증, 고혈압 같은 순환기 질환으로 이어질 가능성이 있어 적절한 치료를 받는 것이 매우 중요하다. 이 책은 하지불안증후군의 증상부터 원인, 치료방법, 의료기관에 내원하는 방법까지 상세하게 소개하고 있다.

값 17,000원 신국판(153*225) 140쪽
ISBN978-89-90116-78-9 2017/11 발행

세상에서 가장 쉬운 통계학 입문

고지마 히로유키 | 박주영

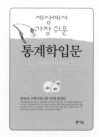

이 책은 복잡한 공식과 기호는 하나도 사용하지 않고 사칙연산과 제곱, 루트 등 중학교 기초수학만으로 통계학의 기초를 확실히 잡아준다. 마케팅을 위한 데이터 분석, 금융상품의 리스크와 수익률 분석, 주식과 환율의 변동률 분석 등 쏟아지는 데이터…

값 12,800원 신국판(153*224) 240쪽
ISBN978-89-90994-00-4 2009/12 발행

세상에서 가장 쉬운 베이즈통계학 입문

고지마 히로유키 | 장은정

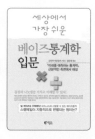

베이즈통계는 인터넷의 보급과 맞물려 비즈니스에 활용되고 있다. 인터넷에서는 고객의 구매 행동이나 검색 행동 이력이 자동으로 수집되는데, 그로부터 고객의 '타입'을 추정하려면 전통적인 통계학보다 베이즈통계를 활용하는 편이 압도적으로 뛰어나기 때문이다.

값 15,500원 신국판(153*224) 300쪽
ISBN978-89-6502-271-8 2017/4 발행

만화로 아주 쉽게 배우는 통계학

고지마 히로유키 | 오시연

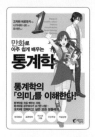

비즈니스에서 통계학은 필수 항목으로 자리 잡았다. 그 배경에는 시장 동향을 과학적으로 판단하기 위해 비즈니스에 마케팅 기법을 도입한 미국 기업들이 많다. 마케팅은 소비자의 선호를 파악하는 것이 가장 중요하다. 마케터는 통계학을 이용하여 시장조사 한다.

값 15,000원 국판(148*210) 256쪽
ISBN978-89-6502-281-7 2018/2 발행